やさしく解説

産婦人科のおはなし

いよいよ赤ちゃんとの
生活がはじまります！

出産から
産後ケア
編

青葉レディースクリニック院長
小松　一

青春出版社

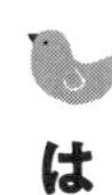

はじめに　～第3巻の発刊にあたって～

本書はＦＭ福岡の「モーニングジャム」内で、毎週木曜日、朝10時55分から放送している、５分間のトーク番組『やさしく解説：産婦人科のおはなし』のタイアップ企画本、第３弾です。

番組の中では、私とパーソナリテイのこはまもとこさんが、産婦人科に関するいろんな事柄についてトークしています。たとえば、女性の誰もが経験する不正出血や生理不順、おりものの異常など、よく目や耳にする産婦人科の病気を、文字どおり「やさしく解説」しています。これまで、産婦人科のことならおよそすべての事柄、具体的には婦人科領域では子宮頸がん、子宮体がん、子宮筋腫、子宮内膜症、更年期障害、一般不妊治療など、また産科領域では妊娠出産、無痛分娩、出産のトラブル回避方法、１ヶ月健診、乳児健診などについて幅広く取り上げてきました。

しかしながら、５分間という短いラジオ番組では十分には「やさしく解説」できないため、実際に放送した台本をもとに、さらに専門的な内容や豆知識を補足しました。どこからでも興味のあるところから、まるでラジオを聴いているようにさらっと気軽に読めるようにレイアウトし、『やさしく解説産婦人科のおはなし（第1巻）』を２０２０年10月に、また翌年11月に『第2巻〜〈妊娠〉から〈出産直前〉編』を刊行しました。

この第3巻では、第2巻の続編としていよいよ産科領域のメインテーマである〈出産〉を中心に、臨月以降の出来事、待ちに待った〈陣痛〉から〈出産〉まで、出産後のカラダのことや新生児のことについて、いろいろ解説しています。

「妊娠中は、順風満帆で、大きなトラブルはなかった」という、しあわせな妊婦さんももちろん大勢いらっしゃいますが、人知れず苦労を乗り越えてきたという妊婦さんもたくさんいらっしゃいます。何回もの流産を経験した、ひどいつわりで、あるいは切迫流産や切迫早産で数週間も入院して、毎日点滴を受けた、上のお子さんの世話や仕事との両立に苦労した、大好きなお菓子やファストフードをやめて、厳しい食事を制限して体重管理を頑張ったなど…。でも、それまでの立場や境遇は違っていても、臨月を過ぎるとみんな一様に〈出産〉に向かって頑張っていきます。

「人は産まれるときに、人生最大の危機を迎える」といわれていますが、その危機は赤ちゃんだけでなく、ママも同じです。

どんなことに注意すれば、安心して〈出産〉を迎えることができるのか、みなさん、知人に尋ねたり、自分でSNSやネットで情報を調べたりしていますが、なかにはただ不安を煽るだけの記事も多いため、実際の診療では、「逆に、ますます不安になって、来院しました」という方も多いです。知識がないと不安に感じますが、余計な知識はさらに不安を増大させるので、逆効果なんですね。一方、実際の出産の場面では急変することもあるため、予期しない事態に陥るとパニックになりそうですが、正しい知識があれば、ありのままを受け入れて落ち着いて受容行動ができるので、やはり正しい知識を身につけることはとても大切だと思います。

本書も第1巻、第2巻と同じように、ラジオを聴いているような感覚で、さらっと読みやすい構成にしていますが、みなさんがもっと知りたいこと、妊婦健診では聞けなかったこと、日頃「?」と感じていそうな素朴な疑問については「MEMO」や「産科のDr.より」で詳記しています。さらに、「会陰マッサージは効果があるの?」など、日頃の妊婦健診でとくに質問されることが多いテーマについては「お悩み相談コーナー」がきっと役立つと思います。

＜出産＞という、ゴールはすぐそこですね。そして、待ちに待った赤ちゃんをお迎えして、家族として、新しい＜スタート＞が始まります。

妊娠、出産、そして育児は初めてのことで、不安が大きいかもしれません。もしかしたら、悩んでばかりで、些細なことでも苦労するかもしれません。その悩みや苦しみを共有し、軽減してほしいと思って、私たちは日々頑張っています。

私たちはママ、赤ちゃん、家族みんなの味方です。豊富な知識と経験をもとに、一所懸命みなさんを支えていきますので、どうぞ信頼してください。強い絆があれば、きっと乗り越えていけます。

重ねて、私たちはベストを尽くします。一緒に頑張っていきましょう！

この本がみなさまの不安を解消する一助となり、幸せな家庭を築くことに役立つことを願っています。

2024年2月吉日

医療法人青葉レディースクリニック　院長　小松　一

『やさしく解説　産婦人科のおはなし〈出産〉から〈産後ケア〉編』目次

第1章　臨月になりました！　陣痛、分娩…、しっかり準備しましょう

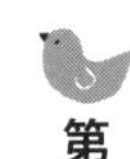

第2章 いよいよ出産です、ママになるまでもうすぐ！

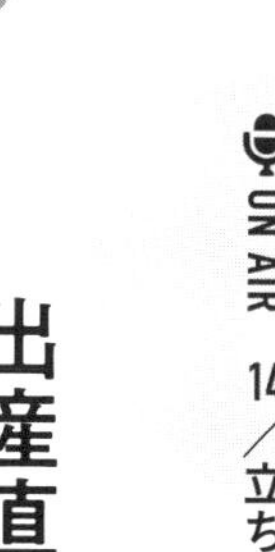

第3章 出産直後ママがやること&赤ちゃんとの対面

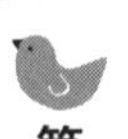

第4章　乳児の育児不安、いっしょに解決しましょう！

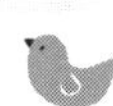

第5章　産後のママ、みんな悩んでいます

本書の読み方

本書は、FM福岡でオンエアされている『やさしく解説:産婦人科のおはなし』をもとに構成されています。

1. 「ON AIR」のページだけを読んでいっても、女性の身体について基本的なことが、簡単にわかるようになっています。
2. 詳細をもっと知りたい時は、「**産科のDr.より**」も読み進めてください。
3. 各ページの**MEMO**は、医師の視点から医学的に解説しています。ここまで読んでいただくと、さらに知識が深まるでしょう。

番組紹介

『やさしく解説：産婦人科のおはなし』は、FM福岡で、毎週木曜日の10：55～11：00に放送している番組です。当番組では女性特有の悩みや、妊娠にまつわる悩みなどについて専門家の先生におうかがいしています。パーソナリティのこはまもとこさんは、元FM福岡のアナウンサーでしたが、3人のお子さんの出産、子育てを経て、現在はフリーアナウンサーとして活躍中です。

第1章 臨月になりました！陣痛、分娩…、しっかり準備しましょう

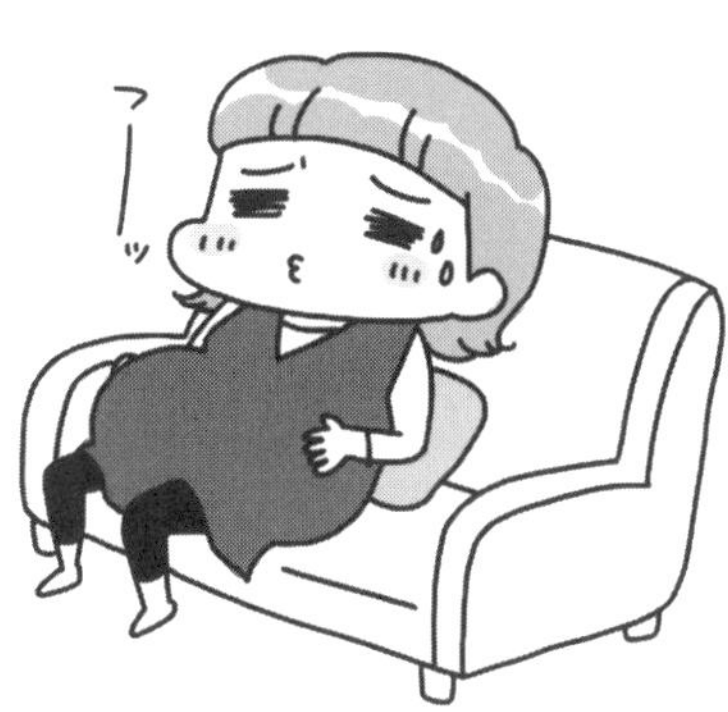

子宮口

陣痛って、どんな感じ？

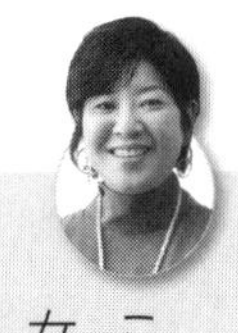

こんにちは、こはまもとこです。やさしく解説：産婦人科のおはなし。女性のみなさんには特に大切な、産科・婦人科のお話を、福岡市東区〝青葉レディースクリニック〟の院長、小松（こまつ）一（はじめ）先生にうかがっています。小松先生、今回も、よろしくお願いいたします！

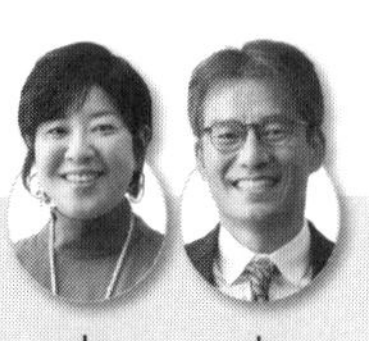

よろしくお願いします。

小松先生、今日はどんなお話でしょうか？

臨月

出産

出産直後

新生児

産後の体調管理

はい、いよいよ臨月を迎えた妊婦さんについてお話ししたいと思います！
すでに、かかりつけの病院や保健福祉センターなどで
（定期的に）開催される母親学級（マタニティスクール）や、
父親も一緒に参加する両親学級などで、妊娠、出産、育児などについて
教えてもらえるので、なんとなくイメージはつかめていると思いますが、
実際に臨月に入るとお腹も大きくなって、
子宮が張ってくる回数も増えてくるので、
のんびりとしていた妊婦さんも出産を意識するようになってきます。
そうすると急に不安になって、焦ってくる妊婦さんも多いので、
おさらいをしてみたいと思います。

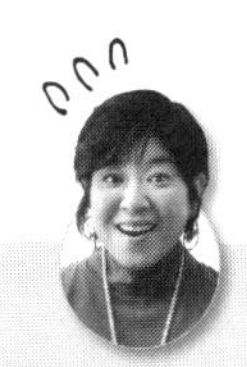

私も一人目の出産の時は、
「陣痛ってなになに？　どんな感じ？　わかるの？　ちゃんと産めるのかなー。
破水ってなに？　おしるし？　私、わかんなーい！」
といった感じでした。いざとなった時に、落ち着いて行動したいので、
ぜひ、先生、いろいろと教えてください。

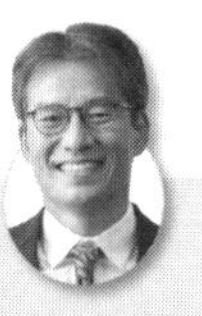

はい。**まず陣痛ですが、産婦人科学会では、**
1時間に6回以上の規則的な子宮収縮と定義されています。
漢字では陣痛と書いて、〝痛〟という漢字がありますが、
痛みはあってもなくても関係ないことになっていて、
10分以内の規則的な子宮収縮が始まると、
陣痛が始まったかもしれない、ということを覚えてください。

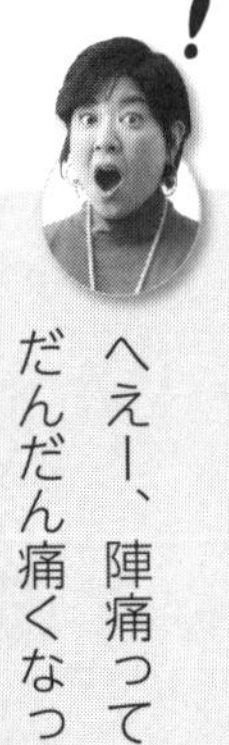

へえー、陣痛って、思い出しただけでも
だんだん痛くなってきました（笑）。
痛みは関係ないんですね。

はい。あくまでも定義であって、実際、はじめは痛くなくても、
だんだん痛くなってきますから、あながち痛みが関係ないわけではありません。
覚えていてほしいのは、
規則的な子宮収縮というところで、だいたい1時間から2時間以上、

規則的にお腹が張る場合は、
「あ、陣痛が始まったかも」と思ってもらっていいと思います。
特に、いつものおりものと違って、
茶色のおりものや少量の出血があったりすれば、
それは『おしるし』といって、子宮が開いてきた状態を示すので、
陣痛のことが多いですね。

あ！ 思い出しました。おしるし！ いよいよですね。

はい。もう少しですね。

わかりました。小松先生ありがとうございました。

ありがとうございました。

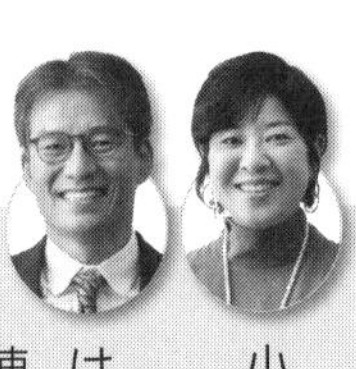

前駆陣痛

本格的な陣痛の前に、紛らわしい痛みがくることも

小松先生、今日はどんなお話でしょうか？

はい。前回、陣痛は10分以内の規則的な子宮収縮をいいますよ、陣痛が始まると子宮が開いて、茶色のおりものや少量の出血が、いわゆる『おしるし』がありますよ、ということをお話ししました。実際には正常な出産では子宮が開いて陣痛が始まったり、反対に陣痛が始まって子宮が開いたりして、両方同時に進行します。

しかも、実際はおしるしが一週間続いたりすることもありますし、陣痛も、前駆陣痛といって、陣痛かどうか紛らわしい時もあります。

前駆陣痛って何ですか？

本格的な陣痛の前にくるのが、〝前駆陣痛〟です。偽陣痛ということもあります。

前駆陣痛では、本格的な陣痛と違い、陣痛の間隔が規則的になっても、長続きしなかったり、途中で止まってしまったりしますので、陣痛かなと思って産婦人科に行ったのに、まだまだ時間がかかりますよ、といわれて、いったん家に帰った、というようなケースはよくあります。

この段階だと、医師は、子宮口の開き具合を『内診』して、分娩監視装置（胎児心拍数陣痛図ともいいます）で胎児が元気かどうか、規則的な陣痛が始まっているかどうかを確認します。

そして、「出産までまだ時間がかかるな」と判断した時に、帰宅して様子を見ることもあります。

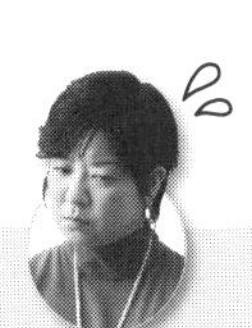

そうなんですね。でも、本格的な陣痛なのか前駆陣痛なのか、

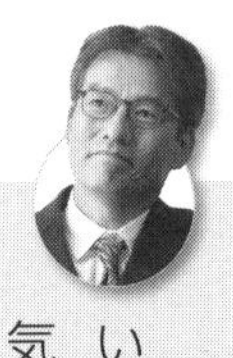

自分で判断できるんでしょうか？

いやー、初めてだと自分での判断はやはり難しいと思いますので、気になるようであれば、産婦人科に電話して、受診してください。そして、**もし帰宅を指示されても、不安であれば入院したいと申し出てもいい**と思いますよ。
特に、妊婦健診の際「子宮がもう4センチ開いていますよ」とか、「胎児が小さい」、「羊水量が少ない」、「へその緒が首や体に巻き付いていますよ」と指摘されている場合は急変することもありますので、いったん入院して様子を見ることをおすすめしています。

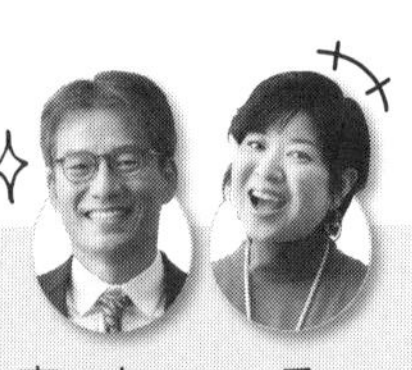

それを聞いて安心しました！

また、出産間近のご家庭では、病院に行く手段を前もって夫婦で話し合っておいてください。

夜中を含めて、自分で車を運転するのはとても危険ですので、やめましょう。

いざという時のために、タクシー会社の電話番号、アプリなど、いくつか調べておくといいと思います。

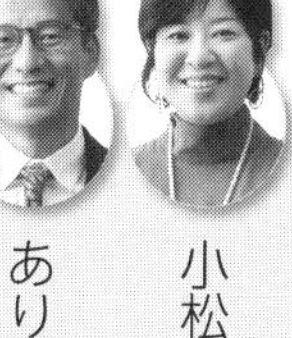

小松先生ありがとうございました。

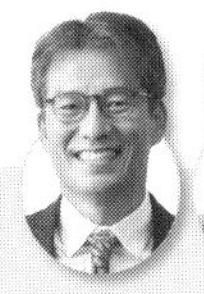

ありがとうございました。

MEMO

入院生活の必需品

- 洗面道具
- 歯ブラシ、歯磨き粉
- ボディタオル
- 生理用ショーツ数枚
- 生理用ナプキン（昼・夜用）各1枚

※産後は性器出血が1か月ほど続きます

- 汚れてもよいフェイスタオル2〜3枚 ※おっぱい用です
- 前開きのロングパジャマ1枚
- 産褥ショーツ2枚

※分娩前後に使用します

- パジャマまたは、授乳しやすい部屋着
- その他下着など
- 授乳用ブラジャー4〜5枚
- 骨盤ベルト（必要な方）
- 退院時の赤ちゃんの洋服（肌着・上着・おくるみなど）
- 携帯電話と充電器

MEMO

その他、遠方に住んでいるご主人が不在であるなどの場合でも仮入院することがあります

おしるし

『おしるし』って何？ 赤ちゃんは大丈夫？

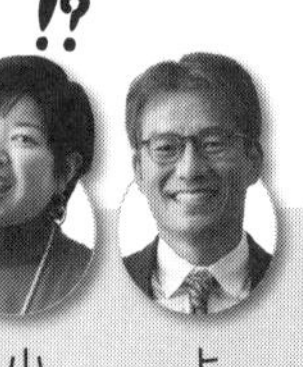

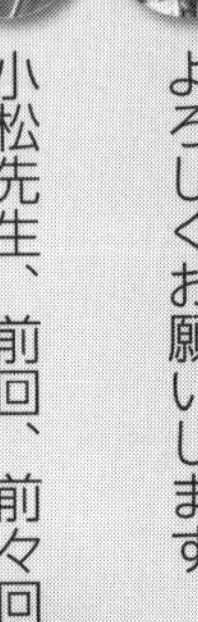

こんにちは、こはまもとこです。
小松先生、今回もよろしくお願いいたします。

よろしくお願いします。

小松先生、前回、前々回と
臨月の妊婦さんについて話してくださっていますね。
今日は、もうすぐ赤ちゃんが生まれるよという合図でもある、
『おしるし』についてくわしくお話を聞かせてください。
知り合いの妊婦さんから、

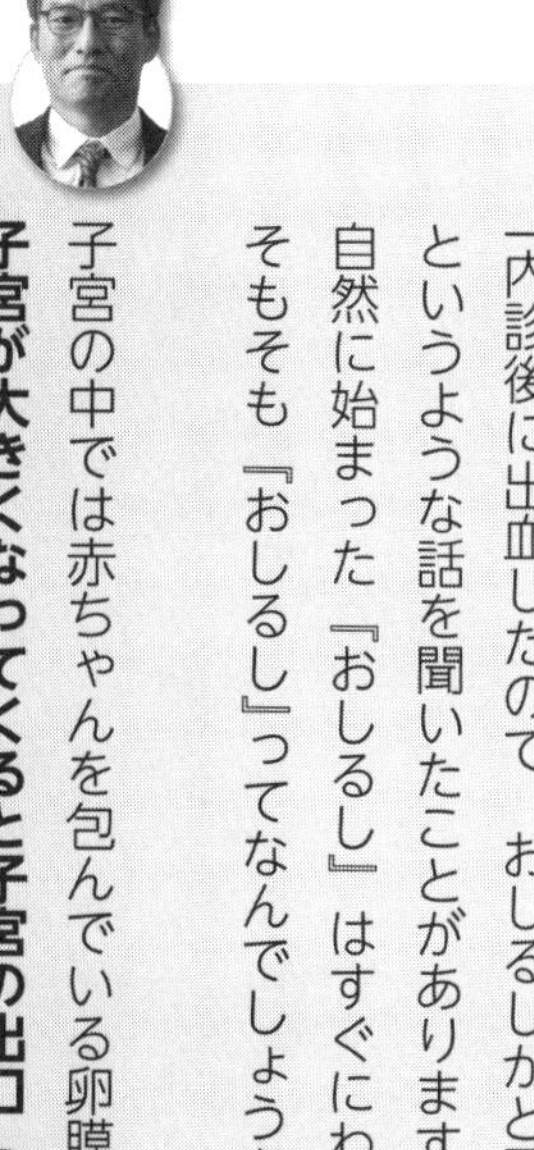

「内診後に出血したので、おしるしかと思ったら違っていた！」
というような話を聞いたことがあります。
自然に始まった『おしるし』はすぐにわかるものですか？
そもそも『おしるし』ってなんでしょうか？

子宮の中では赤ちゃんを包んでいる卵膜と子宮の壁とは接着しています。
子宮が大きくなってくると子宮の出口（これを子宮口といいます）が開きはじめますが、子宮口付近の接着部分が剥がれて、少量の出血がおりものに混ざって出てきます。
これが『おしるし』です。
色は、ピンクや赤、褐色などで、
量は子宮頸管粘膜から分泌される粘液に混じって出てくるため、
ナプキンがちょっと汚れる程度です。大量な出血はまずありません。
『おしるし』はみんな経験するかというとそうでもなくて、
妊娠後期の経産婦さんで、
もともと子宮の出口が緩んでいてほんの少し開いている人では、

陣痛が始まっても『おしるし』はないことが多く、
『おしるし』があった時にはものすごく開いている、
すなわち、お産が急速に進行していることが多いので、ちょっと注意が必要です。
逆に、おしるしがあるからといっても即入院とはなりません。
陣痛を認めなくて、赤ちゃんが健康な場合は、帰宅することもしばしばです。
また、なかには1週間おしるしが続く方もいますので、入院の判断は難しいです。
おしるしはあくまでも、参考所見と考えてください。
それから、私はあまりしませんが、ドクターの中には内診の時に、
「刺激します。少し痛いですよ。少し出血しますよ」といって、
卵膜と子宮壁の間を指で剥離刺激して、おしるしが出る場合もあります。
お腹が張っているときはそのまま陣痛が始まることもありますが、
思ったより出血が多いこともありますので、
心配になった方は、かかりつけの先生に尋ねてみましょう。
この内診による刺激は痛みを伴います。
希望しない場合は、「内診による刺激はしないでください」と申し出ましょう。

MEMO

子宮の出口は通常、軽い子宮収縮とともに開き始めて、「おしるし」が始まります。

通常、「おしるし」があって、子宮口が2〜3センチ開いていると、陣痛が始まったと判断することが多いのですが、陣痛がなかなか始まらない場合もあって、判断が難しいです。

実は子宮収縮を自覚しなくても、分娩予定日のかなり前から、ホルモンの働きで、子宮頸管がやわらかくなって、「おしるし」がないまま、子宮口がゆっくり開き始める人もいます。そういった方は、「おしるし」が始まるのは産まれる直前のことが多く、慌てることがあります。とくに、前回のお産が急産だった場合や遠方にお住まいの方では、自宅分娩を避けるために、計画分娩をする場合もあります。通常、臨月に入ると、歩いたり、運動をすすめることが多いのですが、こういった「おしるし」がないのに、子宮口が開いている方で、赤ちゃんの推定体重が2500グラム未満のような場合は、もうしばらくお母さんの子宮内で成長できるように、自宅安静をすすめるケースもあります。

このように、人によって対応は様々ですので、生活上気をつけたほうがいいことや、次回の健診についてなど、わからないことがあればなんでも、産婦人科の先生に聞いてください

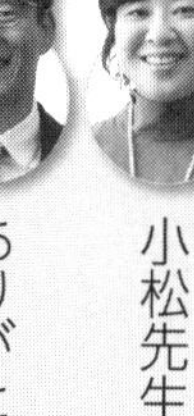

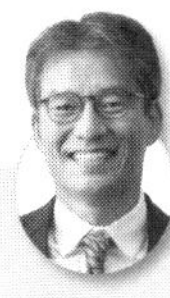

小松先生ありがとうございました。

ありがとうございました。

前期破水

破水かな？と思ったら、すぐに病院に連絡を！

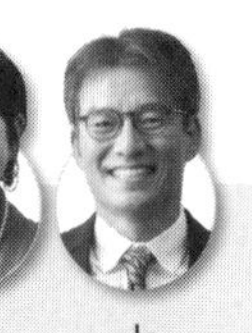

小松先生、こんにちは！
よろしくお願いいたします。

よろしくお願いします。

小松先生、今日はどんなお話でしょうか？

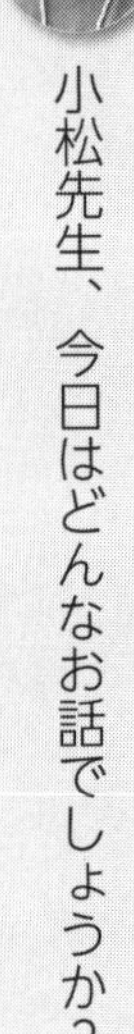

そうですね。
前回まで、陣痛、おしるしとお話ししましたので、今回は、破水についてお話しします。

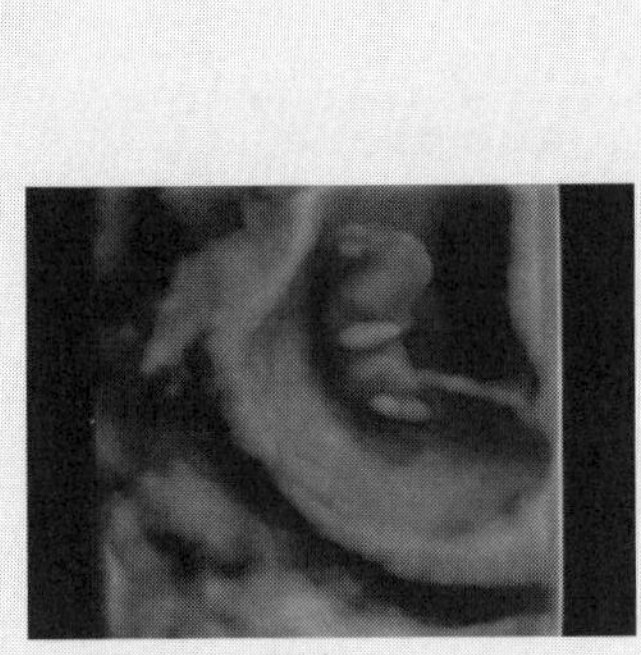

10週目のエコー写真

いわゆる前期破水のことですか？

はい、破水とは赤ちゃんと羊水を包んでいる卵膜が破れて、羊水が漏れてくることをいいますが、

実は、正常な卵膜というのはとても弾力性にとんでいて、強くてなかなか自然に破れるものではありません。

通常、自然破水は生まれる直前です。

子宮の出口が開ききって、**いよいよ生まれますよ～と赤ちゃんの頭が見えてきた頃に、卵膜が破けるのです。**

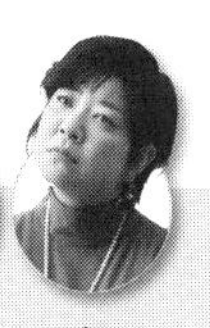

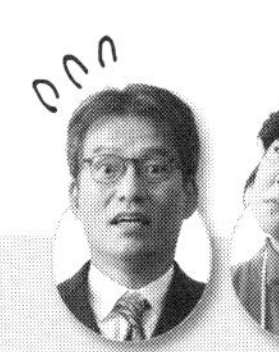

なるほど。

「前期破水」は、すべての妊娠の10～15％の確率で起こるといわれています。

妊娠中のどの週数でも起きる可能性があり、実に早産の30～40％が、前期破水しているといわれます。

MEMO

陣痛が始まってからの破水は「早期破水」と呼んで、子宮が開いてなくて、まだ陣痛が始まってないような時期に破水してしまう、「前期破水」とは区別することがあります

典型的な破水では、突然、さらさらした水っぽいおりものが
ドバッと大量に出て、動き回るたびに、絶えず羊水が流れ出るので
わかりやすいですが、
もともと羊水の量が少ない方や、
「高位破水」といって羊水がちょろちょろと、少ししか出ない場合では
尿失禁と間違うこともあり、破水の診断が難しいことがあります。
破水の時には出血することが多いですが、
これもあったり、なかったりです。
前期破水では子宮内に細菌が感染して、卵膜が脆(もろ)くなって、
破水していることが多く、胎児や母体への細菌感染を最も注意します。
破水すると自然に陣痛が始まることが多いのですが、
破水してから、24時間を過ぎるようであれば、
胎児や母体への感染を予防するために、
抗生剤の点滴や陣痛促進剤の点滴をすることが多いです。

「破水した！」と思ったら、
とにかくすぐに病院に行ったほうがいいですよね？

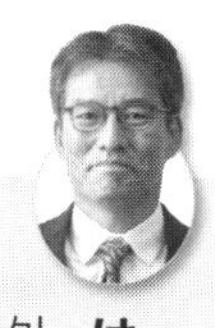

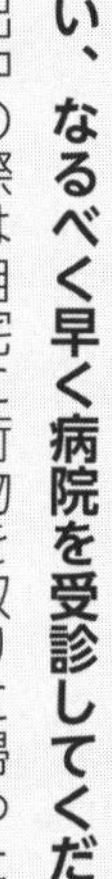

はい、なるべく早く病院を受診してください。
外出中の際は自宅に荷物を取りに帰ったりせずに、
直接病院に行きましょう。

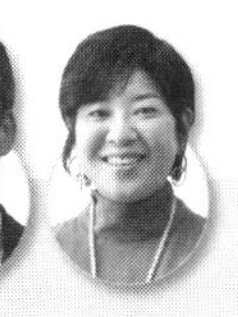

小松先生ありがとうございました。

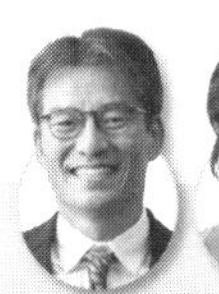

ありがとうございました。

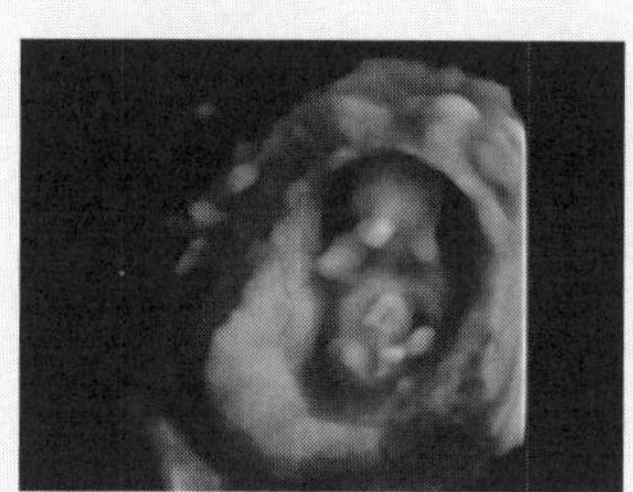

11週目のエコー写真

出産準備

子宮がどれだけ頑張っているかを、調べます

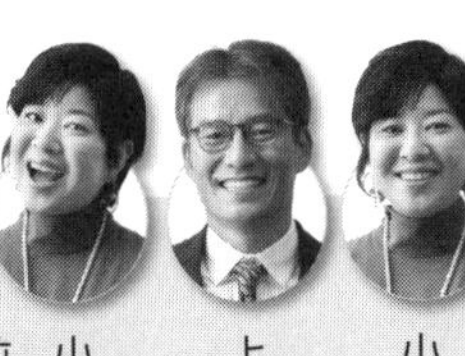

小松先生、今回も楽しいお話、よろしくお願いいたします。

よろしくお願いします。

小松先生、ここのところ臨月の妊婦さんについて、前駆陣痛、おしるし、破水について、お話しいただきました。その中で、**陣痛は実は痛みはあまり関係なくて、10分以内の規則的な子宮の収縮なんだ**、ということや、**おしるしは、人によってあったり、なかったり**…、というようなことを教えていただきました。

実際、いよいよ出産となると、妊婦さんも不安になることが多いと思います。
いざとなった時に、慌てず、落ち着いて行動したいので、
ぜひ、先生、いろいろと教えてください。

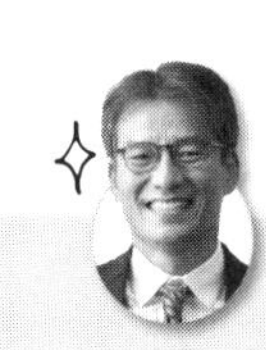

はい、臨月に入ると、妊婦健診は毎週1回に増えます。
いつものエコー検査に加えて、
胎児心拍数陣痛図（P33 MEMO）という装置を
お腹に取り付けて、胎児の心拍数をモニタリングします。
また、子宮がどの程度張っているかを調べます。

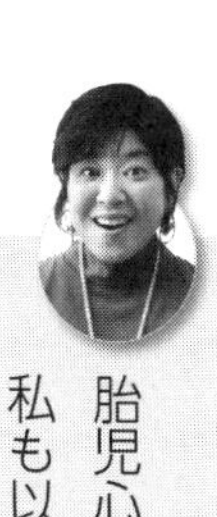

胎児心拍数陣痛図はあの、お腹に取り付ける装置ですよね？
私も以前、妊婦健診の時に毎回、検査を受けた記憶があります。

昔から使われている装置で、ソファに横になって小一時間、
胎児の心拍数や陣痛が始まっているかどうかを調べます。
胎児の心拍数は常に変動するのが元気な証拠です。

赤ちゃんの心拍数は大人よりもだいぶん速くて、だいたい1分間に110拍～160拍の心拍数が正常といわれています。

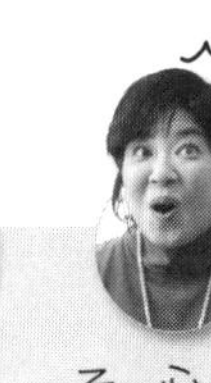

心臓の音を聞くと安心しますね。
それから、私、内診は苦手でした💧

ですよねー。でも、得意な妊婦さんなんて誰もいませんから、安心してください。

内診はとっても大事な診察で、私たちは子宮が開いてきたかどうか、胎児の頭が骨盤の中に降りてきたかどうか、産道が広いかどうかを調べます。

子宮が開いてきて、おしるしがあって、子宮も張ってきたら、陣痛ももうすぐです！

病院や家族に電話して、あらかじめ準備していた入院グッズを持って、落ち着いて、病院に行きましょう。

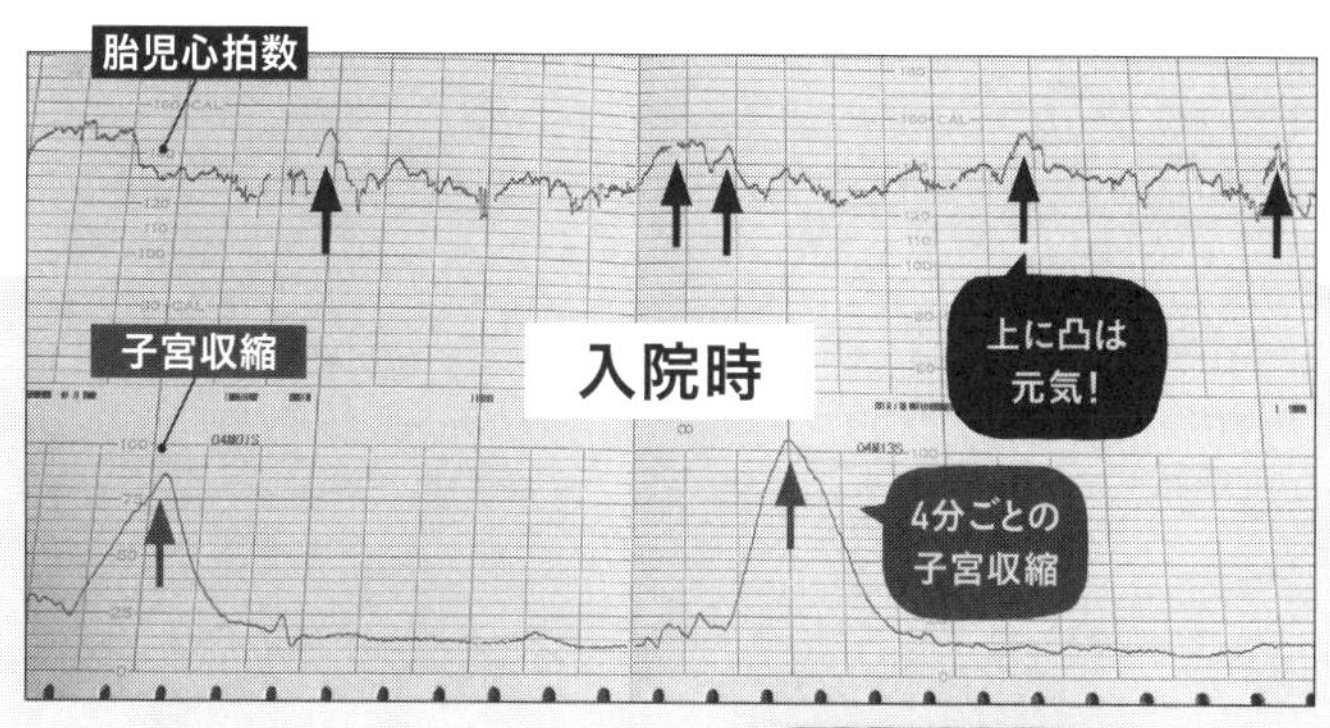

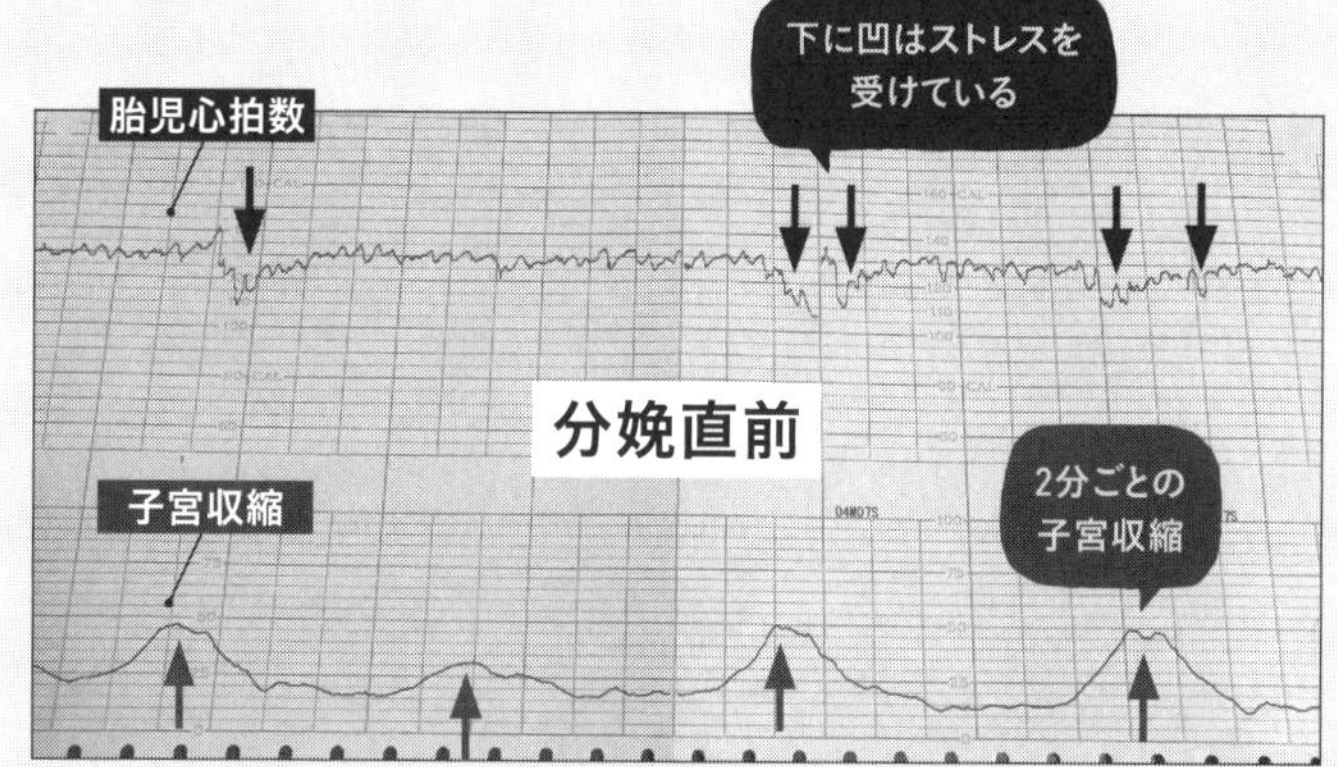

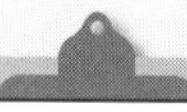

MEMO

胎児心拍数陣痛図について

胎児心拍数陣痛図は胎児の心拍数と子宮収縮を同時に計測する機械です。胎児の心拍数は成人よりも速く、1分間に110から160拍が正常で、変動します。詳細は省きますが、一般的に、子宮収縮などの刺激に対して、胎児の心拍数が上がる、かつ、変動が大きいほうが赤ちゃんは元気で、逆に子宮収縮時に心拍数が下がる徐脈になると、元気がないと判断します

Q 切迫早産の危険があり入院をすすめられました。お腹の中の赤ちゃんが心配です

A

心配ですね。

以前は切迫早産に対しては安静入院をして、子宮収縮抑制剤の点滴を行うことが一般的でしたが、最近は自宅安静と子宮収縮抑制剤の内服で、入院せずに、乗り切ることが増えました。というのも子宮収縮抑制剤は副作用が強くて、欧米では使用禁止となったことが大きく影響しています。ただ、治療効果や副作用には人種差があり、日本人ではまだまだ使用してもよいとの判断がなされているため、副作用に注意しながら、慎重に処方しているのが現状です。

実は子宮が収縮しやすい＝切迫早産になりやすい、体質かどうかが最も重要です。そうでなくても、普段から、子宮収縮やおりものに注意し、また気になる場合は子宮頸管長や子宮収縮の程度をかかりつけ医に客観的に評価してもらうといいでしょう。

Q

予定日を過ぎても、陣痛がきません。歩くといいといわれましたが注意点は?

A

いくつかあります。何時間歩けばよいという決まりはありません。体力があれば、軽く汗をかくくらい頑張ってもいいですし、家の周りの散策など、短くても結構です。

外出は夏であれば、朝晩の涼しい時間帯に、秋冬であれば、昼間の暖かい時間帯にしましょう。雨の日や風が強い日、雪の日は転倒する恐れがあり、おすすめしていません。家の掃除、片づけや大型スーパーや地下街などでの買い物、街歩きなどでも十分です。

Q

持病が出産に影響することはありますか? どんなリスクがありますか?

A

持病があって、これから妊娠を考えている方の場合、まずかかりつけ医に相談し、妊娠してもいいかどうか、妊娠した後、どんなことに注意すればよいか、相談しましょう。

持病があるのに思いがけず妊娠が判明した場合、まず産婦人科医に相談し、持病のかかりつけ医に「診療情報提供書」を作成してもらって、今後の妊娠・分娩管理に関して、医師同士の情報を共有していくことが可能です。
実は、持病がなくても、晩婚化が進行して、35歳以上のいわゆる高齢妊娠が増えたため、妊娠経過中に、糖尿病や高血圧、甲状腺疾患などを発症することが増えました。それでも、きちんと適切に管理すれば、元気な赤ちゃんを授かることができますので、頑張りましょう!

Q

お腹が大きすぎて、熟睡できません。なにか解消法はありませんか?

A

病院に設置しているような電動ベッドであれば上体を起こす方法がいいかもしれません。あるいはタオルケットを背中に敷いて、高さを確保することもすすめています。そもそも臨月に入ると、夜間に熟睡できたという妊婦さんは少ないです。お昼寝したりして、あまり熟睡にこだわらないほうがいいかと思います。

第2章

いよいよ出産です、ママになるまでもうすぐ！

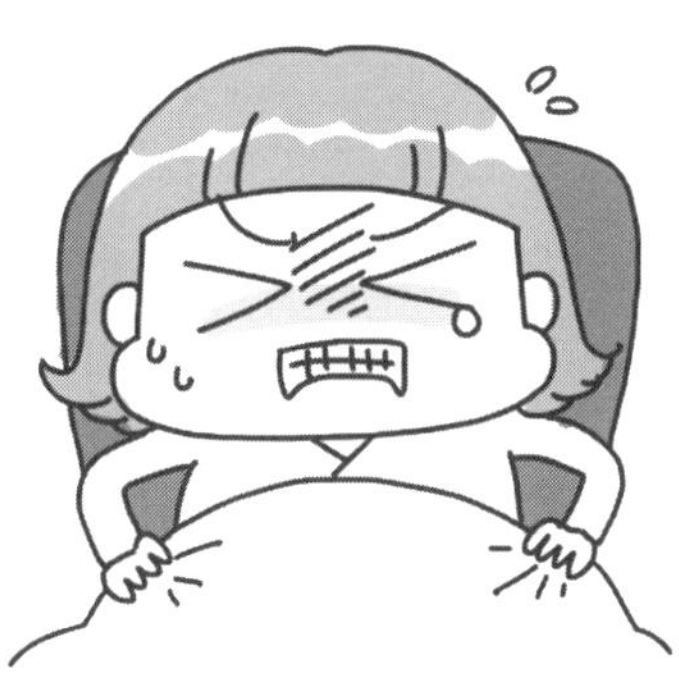

分娩❶

陣痛はつらいけど、赤ちゃんに会えるまでもうすこしです！

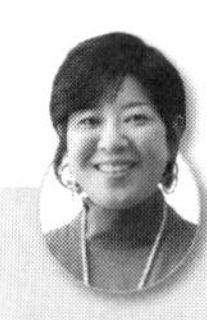

小松先生、今回もよろしくお願いいたします。
今日はどんなお話になりますか？

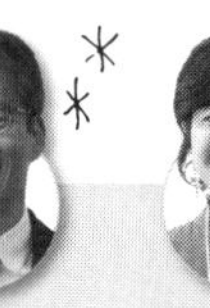

はい、よろしくお願いします。
これまでに臨月のお話をしてきましたが、
いよいよ、出産に向けてのお話をしたいと思います。

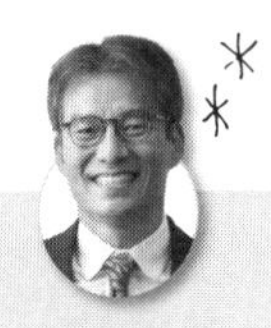

わぁ～！　よろしくお願いします。
いよいよ出産となると特に初産の時は、
わからないことだらけで不安だと思います。

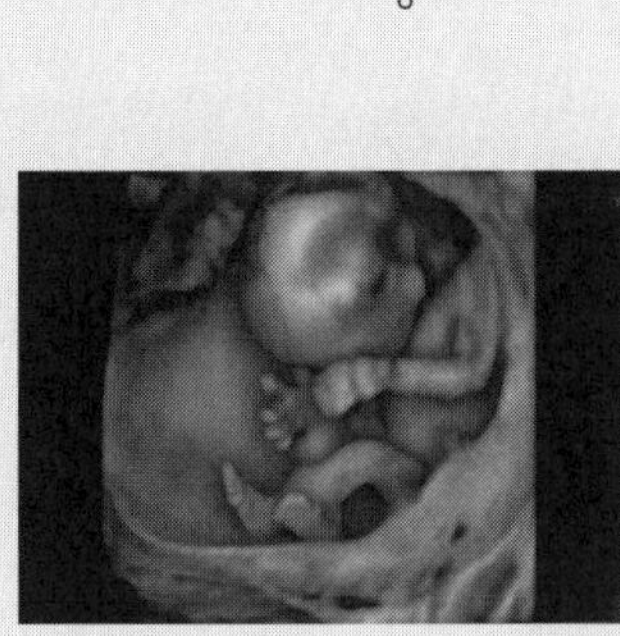

16週目のエコー写真

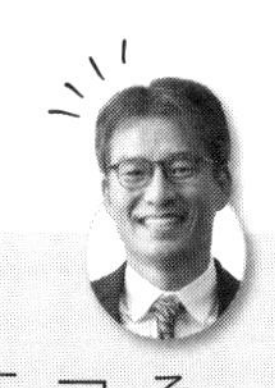

先生、まずは、病院に行くタイミングを教えてください。

そうですね。臨月に入ると、
「いつ産まれますか?」という質問が増えてきますが、
正直、陣痛の予想は難しくて、
「産まれる時期がわかったら、いいですよね~」と
答えを濁すことがしばしばです。
とはいうものの、毎週妊婦健診をしていると、
いろんな変化がわかってきますので、
たとえば、おしるしが始まったり、子宮口が開いてきたり、
赤ちゃんの頭が骨盤の中に降りてきたりするのを確認すると、
「もうそろそろ始まるかもしれないですね」と答えるようにしています。
それでは、自分で陣痛が始まったかもしれないと気づくのは
どういった時かというと、やはり、子宮の収縮が増えてくることです。
はじめのうちは1時間に2~3回の子宮収縮で不規則だと思いますが、

それが2時間もたつと、15分ごと、10分ごと、と
だんだん周期が短く、規則的になってきて、
はじめは痛くなかったのに、だんだん痛くなってきます。

そうなったら、
かかりつけの病院に電話してください。

ただし、これはあくまでも、
ゆっくり分娩が進行するときの場合であって、
陣痛が始まったら、歩けなくなるくらい、
すぐに痛みが強くなる方もいるので、
迷ったら、
とにかく病院に電話してみてください。

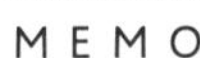

いつ頃、産まれそうですか？

大学病院に勤めていた頃の話ですが、外来で診察後、しばらくは産まれないと予想した妊婦さんがその日の夜に破水して出産したことを経験しました。その時から、帝王切開分娩を除き、自然（頭位経腟）分娩の予想日については言及しない、予想しないことにしています

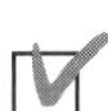

陣痛についてのおさらいをしておきましょう

赤ちゃんがスムーズに生まれてくるためには、子宮が収縮して赤ちゃんを押し出さないといけません。この子宮収縮が、陣痛です。陣痛によって、子宮口が少しずつ開き、赤ちゃんは少しずつ降りてきます。また、陣痛は規則正しく起こり、次第に強くなっていきます。そして、子宮口が完全に開くと、赤ちゃんは子宮から産道へと進むことができます。

陣痛の周期や時間には個人差がありますが、一般的に初産の人は、陣痛が始まってから子宮口が完全に開くまでに、だいたい10時間～13時間かかるといわれています。陣痛はつらいですが、深呼吸や、腰をさすってもらうなどの補助動作によってリラックスしながら、上手に子宮収縮の波に乗ることが大切です。赤ちゃんに会えるのはもうすぐですので、あと少し、頑張ってください。

分娩❷

陣痛をやわらげる方法を知っておきましょう

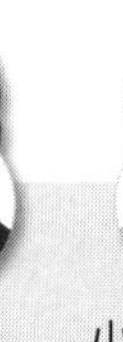

こんにちは、こはまもとこです。
小松先生、よろしくお願いいたします。

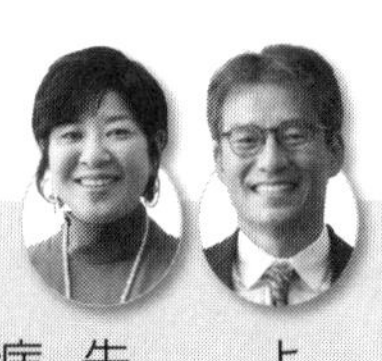

よろしくお願いします。

先生、前回は、陣痛が始まったかもしれないと考えて、病院に電話するところまでのお話を伺いました。

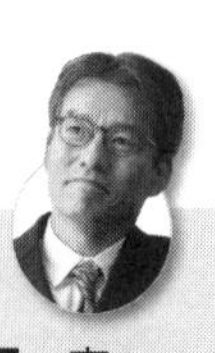

病院に電話すると、看護師や助産師がいろいろ質問してくると思います。
子宮の収縮はいつ頃からですか?

始まって、いまは何分ごとの子宮収縮になっていますか？
破水していますか？
出血が多いですか？
赤ちゃんは元気に動いていますか？

などとお尋ねしますので、落ち着いて、ひとつひとつ、
慌てず、ゆっくりと答えてください。

看護師や助産師はカルテの情報と照らし合わせて、
まだお家で様子を見ていていいのか、
病院に来てもらったほうがいいのか、
アドバイスしてくれると思います。

もし、「家で、もう少し様子を見ていてもいいですよ」
と電話でいわれても、とても不安に感じたり、
妊婦健診で「陣痛が始まったら、すぐに連絡ください」といわれていた場合は
遠慮なく、「病院に行きます！」と伝えてください。

病院はいつでもウェルカムです。

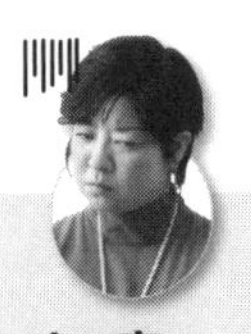

病院に来ると、どうするんでしょうか？
すぐにお産が始まるんでしょうか？

陣痛は個人差があって、丸2日間もかかったという話も聞くのですが。

そういう人はもちろんいらっしゃいます。
病院に来ると、以前お話しした胎児心拍数陣痛図をお腹に取り付けて、
赤ちゃんが元気かどうか、子宮が何分ごとに張っているのか、
また、内診で子宮がどのくらい開いているか、
赤ちゃんの頭が降りてきているかどうか、
もちろん、破水してないかどうか、
出血は多くないかなど、ていねいに調べます。

その結果まだ分娩まで

時間が掛かりそうな場合はご自宅に帰って、
様子を見ることもあります。

ただし、ご自宅が遠かったり、お天気が悪かったり、
深夜だったりすると、そのまま入院して、
朝まで待機していただくこともあります。

陣痛って、痛みの波がくる感じだったのを覚えています。

そうですね。**陣痛のあいだ、ずっと痛みが続くわけではありません。**
だんだんと陣痛の間隔が短くなり、
痛みも増してくるので、陣痛の痛みを上手に乗り切り、
合間にリラックスして体力を温存することが大切です。

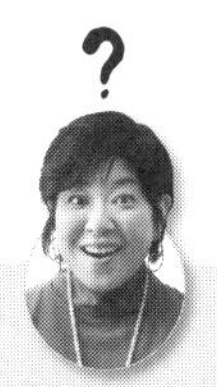

なるほど。何かいい方法はありますか？

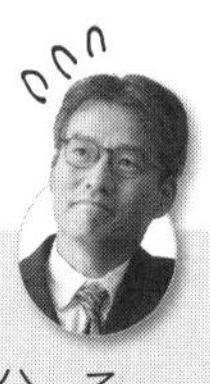

そうですね。痛みが出る部分は、最初は下腹部、分娩が進んでくると腰が痛くなるので**あぐらをかいて座ってみる、ひざをまげてお尻をつきだしたうつぶせの姿勢になる、椅子やクッションにもたれる**など、自分がラクな姿勢を探しながらあれこれ試してみるといいと思います。

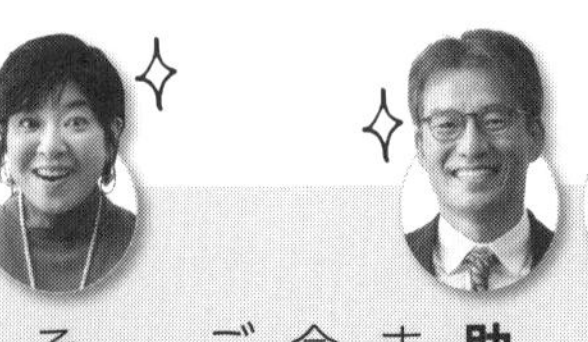

なるほど。

助産師さんに、腰のマッサージをお願いしてもいいと思いますよ。また、コロナ中は立ち合い出産ができないところが多かったのですが、今は分娩中の立ち合いができるようになったので、ご主人や親御さんに、痛いところをさすってもらうといいと思います。

そういえば、お腹や腰を温めた記憶があります。

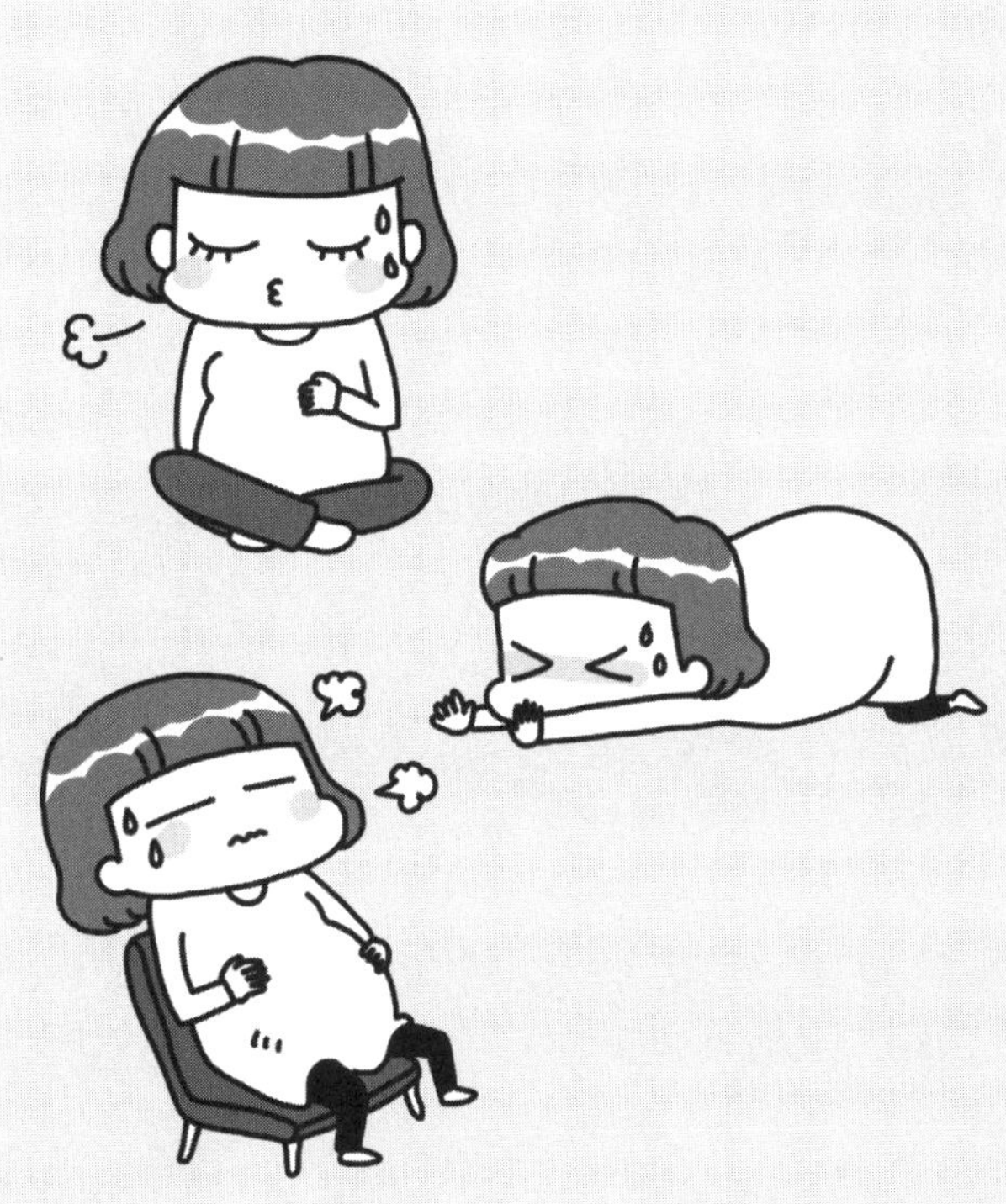

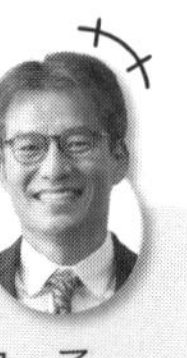

そうですね。温めると血行がよくなるので、痛みがやわらぎます。
フットバスで足を温めるのもおすすめです。
お気に入りのアロマオイルを入れると気持ちが落ち着くかもしれません。
痛い時はゆっくりと深呼吸をして赤ちゃんに十分酸素を送り、
リラックスして過ごすことが大切です。
とはいえ、やはり陣痛はかなりつらいものです。
今は無痛分娩という方法もありますから、
自分に合った方法で出産していただければと思います。
無痛分娩については、ＯＮ　ＡＩＲ８、９でお話しします。

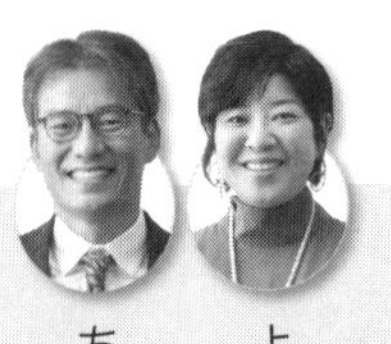

よろしくお願いします。小松先生、ありがとうございました。

ありがとうございました。

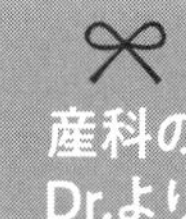

破水、陣痛から出産までのおおまかなスケジュールをおさえましょう

自然に陣痛が始まった場合と、破水した、出血が多い、胎児が少ないなどの場合で、対応が異なりますが、一般的なスケジュールをあげておきますね。

［自然に陣痛が始まった場合］

あらかじめ準備していた手荷物を持って、あわてず来院してください。

⓪血圧、体温測定、検尿

①内診で、子宮口の開きと児頭の位置、赤ちゃんの顔が仰向き（＝異常）、うつぶせ（＝正常））、産道の広さなどチェック（10分間）

②胎児心拍数陣痛図で、胎児の心拍数と子宮収縮の頻度をチェック（40～60分間）

③自分で歩いて入院します

破水した、出血が多い、胎動が少ない場合（①〜③は順不同になります）

シャワーも入らず、できるだけ速やかに病院へ。外出している場合は自宅に戻らずに、そのまま病院へ直行しましょう。

⓪血圧、体温測定、検尿

①内診で、子宮口の開きと児頭の位置、回旋、産道の広さなどチェック（10分間）

同時に、羊水が濁ってないか、臭いがあるか、チェックし、細菌培養検査、消毒も実施

②胎児心拍数陣痛図で、胎児の心拍数と子宮収縮の頻度をチェック（40〜60分間）

③超音波検査で、胎盤や羊水量、胎児の心拍数、回旋、臍帯巻絡をチェック（10分間）

④採血（10分間）

⑤車椅子に乗って入院します（※歩いてはいけません！）

あとちょっとがんばって！ 上手ないきみ方のコツ

陣痛の痛みを逃すような呼吸の仕方としては、ヒーヒーフーのラマーズ法が有名で

すが、どんな呼吸でも大丈夫です。

分娩台でのおすすめの姿勢は、背もたれを上げるか、横向きがいいです。仰向きは大きな子宮が下大静脈を圧迫して、低血圧を招き、気分が悪くなりやすいです。

いきみ方の大事なポイントは、腹圧です。

深呼吸して、子宮収縮に合わせて、しっかり長くいきんでみましょう。背中と腰を丸くして、和式のトイレで大便をするようなイメージを持つといいでしょう。実際に、天井からぶら下がった太いロープを握って、文字通り、「産み落とす」やり方もあります（産まれた赤ちゃんが硬い床にぶつからないように、ナイスキャッチしないといけません）。

初めての場合でも、自然にできるようになります。あまり心配して、不安にならないようにしましょう。医師やスタッフに相談するといいです。

［陣痛促進］

子宮を収縮させ陣痛を促すことを、陣痛促進といいます。

予定日を過ぎても、なかなか陣痛が来ないと、赤ちゃんが産まれてくるのか心配になりますよね。陣痛促進には、ウォーキングも効果的です。可能であれば、ひとりでウォーキングするよりも、誰かにつき添ってもらったほうがいいです。この時期はお腹が張りやすくて、〝前駆陣痛〟が起こりやすい時期でもあります。決して無理はせずに体調を考慮して行ってください。

お天気の良い日にウォーキングや、家の中で行うのであれば、スクワットや階段昇降がおすすめです。

お腹が大きいときのスクワットはバランスを崩しやすいので、背中を壁につけたり、つき添いの方につかまったりして、安全に配慮して行うようにしましょう。

陣痛促進は以下のような場合に行われます。

①微弱陣痛の場合…自然に陣痛が始まって、子宮が開いてきたのに、途中で陣痛が弱くなって分娩が止まってしまった時に、陣痛促進をします

②過期妊娠の場合…分娩予定日を過度に過ぎると（おおむね2週間）、胎盤の機能が落ちてきて、お腹の中で赤ちゃんの状態が悪くなることがあります

③子宮内の赤ちゃんの状態が良くない場合…赤ちゃんの状態が良くない場合、妊娠を

継続させるよりは、出産して胎外治療に切り替えたほうがいい場合があります

④妊娠の異常（妊娠高血圧症など）や合併症（重症の糖尿病など）がある場合…妊娠を継続させることによって、お母さんと赤ちゃんに悪い影響が出ることがあります。その時は、早めに出産したほうがいい場合があります

⑤前期破水をした場合…陣痛がないのに破水してしまった（前期破水）場合、そのまま放置すると子宮内感染することがあります

［くすりの種類と使い方］

分娩の進行度によって、差はありますが、おおむね3〜4分ごとに子宮が収縮するように調節します。

①経口剤：プロスタグランジンE2…錠剤で、1時間に1錠ずつ、最高6錠まで内服します。その間に陣痛が強くなったら服用を止めて様子を見ます

②注射剤：オキシトシン、プロスタグランジンF2α…点滴静脈注射で行います。分娩監視装置などを用い、お母さんと赤ちゃんの状態を診ながら、点滴する速度を調節します。陣痛促進は子宮の収縮を増やすため、点滴治療が一般的です

大切なポイントがあって、とにかく子宮の出口が拡がってないと有効な陣痛にはなりにくく、子宮は張っているのに、産まれないという状況になりがちです。そのため、子宮の出口が硬く閉じている時は、子宮の中に水の入ったゴム風船を入れて、重力で子宮の出口を押し拡げたり、内服薬で子宮の出口をやわらかくしながら、陣痛促進剤を使用します。

また、点滴の場合は陣痛が強くなり過ぎないように、胎児心拍数陣痛図で、胎児の心拍数と子宮収縮を常に監視しながら、決められた点滴速度で、治療を行っていきます。その日に産まれることもあれば、何日間もかかることがあり、毎日、朝から晩まで点滴をするので、精神的、体力的にも大変疲れますが、最後の一踏ん張りと思って、頑張ってください。

「これらのくすりを使った場合の危険性について」

これらのくすりを使った場合に、一時的に吐き気を感じたり、血圧が上がったりすることがあります。また、厳重な分娩監視のもとで、慎重な投与を行いますので、ほとんど問題はありませんが、子宮の収縮作用が強くなりすぎる（過強陣痛）ことがあり、まれに子宮が裂けたり、赤ちゃんが低酸素状態になる恐れがあります。

なお、くすりを使っても分娩が順調に進まない場合は、帝王切開が必要となることもあります。

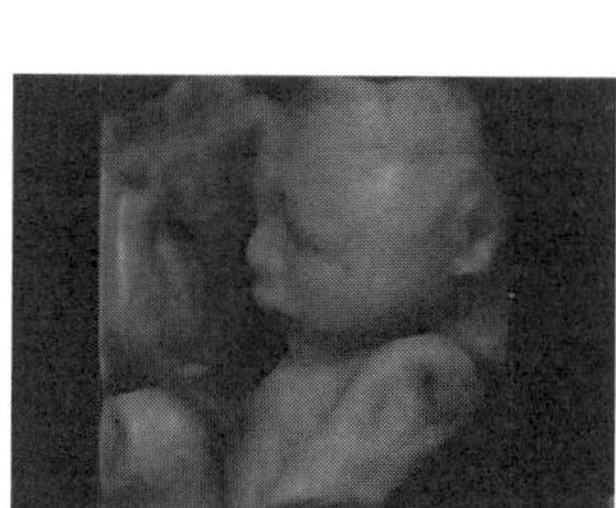
28週目のエコー写真

無痛分娩❶

無痛分娩って何？ メリットは？

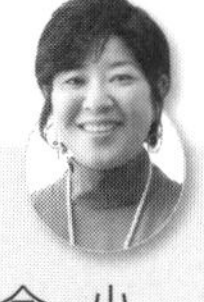

小松先生、こんにちは。
今回もお話を楽しみにしていました！
今日から無痛分娩のお話ですよね。

そうですね。
無痛分娩とは、陣痛を緩和する方法のことをいいます。
お産の進み具合と痛みの場所に合わせて、麻酔薬、麻酔方法を使い分けます。
私たちは**硬膜外麻酔といって、**

MEMO

すぐに産まれそうな場合はチューブを留置せず、腰の脊髄腔（脊髄の周りの空間）に、適量の麻酔薬を注射するだけの「脊椎麻酔」をすることもあります。硬膜外麻酔では、準備を始めてから効果が発現するまでに、20〜30分間を要しますが、脊椎麻酔では、麻酔薬を注射しておよそ5分間で発動します。ただし、有効時間は、長くても3時間しか持たず、足が痺れて、子宮収縮がわからなくなり、いきみ方が難しくなるというデメリットがあるので、どちらを選択するかは医師に相談ください

背中～腰の背骨の隙間に、やわらかいチューブ（カテーテル）を入れて、子宮や骨盤の痛みだけを選択的に軽減する方法を実施しています。
海外ではこうした「硬膜外麻酔による無痛分娩」が一般的です。

あー、たしかに、日本は、
「お腹を痛めて産んだ子」といった表現もありますし、
なんとなく、自然出産がいいとされている風潮がありますよね。
無痛分娩って、先生、本当に痛くないんでしょうか？

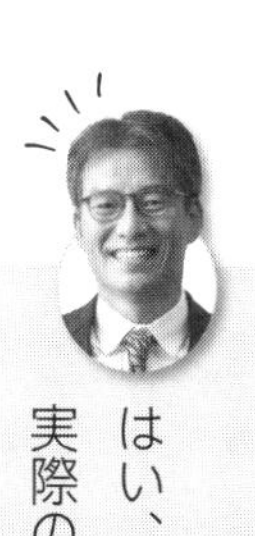

はい、一般の方はとにかく「無痛」を強調されますが、
実際のところは（脊椎麻酔のように）痛みが全くないと
いろいろなトラブルが起きやすく、また痛みの感じ方は個人差が大きいので
私たち医師の間では、痛みを和らげる分娩＝「和痛分娩」ととらえています。
でも、ほとんどの方は痛みを感じないので、満足されています。
神経には、「痛い」「冷たい」などを感じる知覚神経と、
運動を司る神経の2種類がありますが、

運動神経まで麻酔で抑え込むとうまくいきめませんので、
痛みだけを取り除いて、自分の力で産めることが
理想的な無痛分娩といえます。

どんな人も受けられますか？

いえ、正常なお産ができるかどうかが一番重要で、
たとえば、逆子だったり、骨盤が狭い、
出血が止まりにくい体質の人には実施できません。
また、当然ですが、本人や家族に「無痛分娩を受けたい」という
意思表意と同意があることが重要です。

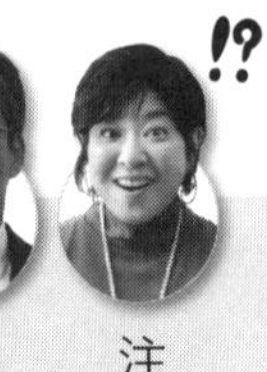

注意点はありますか？

当院で行っている硬膜外麻酔では

麻酔薬を部分的に使用する（部分麻酔といいます）ので、
全身への影響は少ないのですが、
初めての出産の人や難産などで、分娩時間が長い場合（24時間以上）は、
麻酔薬が蓄積して、全身に副作用が出てしまいますので、
中止しないといけない場合があります。
また、無痛分娩は陣痛が弱くなるので、適宜、陣痛促進剤を投与したり、
吸引分娩といって、胎児を引っ張り出さないといけないことがあります。

無痛分娩って、どんなメリットがあるんでしょう？

無痛分娩は、陣痛の痛みが緩和されることで、
妊婦さんの不安が減り、気持ちと体の緊張が取れ、
産道の筋肉もやわらかくなります。
その結果、お産がスムーズに進むというメリットもあります。
また、お産中にトラブルが起こった場合でも、そのまま帝王切開などの
緊急手術に対応でき、安全性が高いこともメリットです。

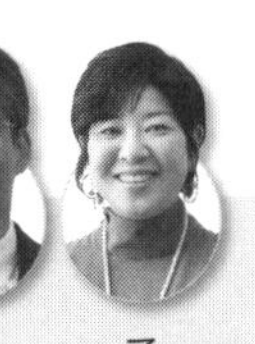

そうなんですね。

はい。基本的にどの妊婦さんでも可能な出産方法ですが、
妊娠高血圧症候群と診断された方や脳血管疾患をもっている方、お産に対する恐怖心が強い方には、特に向いている方法だと思います。
もちろん、リスクはゼロではありませんので、
事前に医師とよく相談をして、不安を取り除いてから臨んでください。

わかりました。無痛分娩も、立派な出産方法の一つとして、
積極的に利用したいですね。

はい、私もすべての妊婦さんに、
安全で痛くない無痛分娩を提供したいです。
でも、まだすべての産院で無痛分娩をしているわけでは
ありませんので、よく調べてみてください。

MEMO

産道裂傷を縫合する際も麻酔が効いているので痛くないですよ！

無痛分娩❷

無痛分娩を始めるタイミングは？

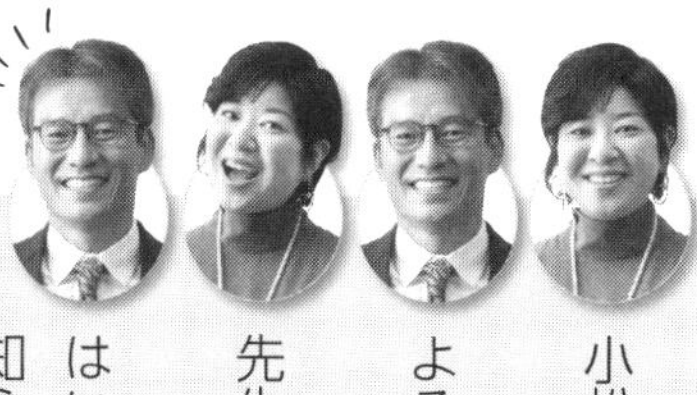

小松先生、今回もよろしくお願いいたします。

よろしくお願いします。

先生、今日も前回に引き続き、無痛分娩についてですね。

はい。まだ日本では、無痛分娩はそこまで一般的な方法ではなく、知らない方も多いと思いますので、少しくわしくご説明します。

まず、当院でも実施している**硬膜外麻酔を用いた無痛分娩**を

始めるタイミングですが、

計画的に入院して、陣痛促進を行いながら麻酔を開始する場合と

自然に陣痛が始まってから、麻酔を開始する場合

のふたつに分けられます。

前者の場合は「計画的無痛分娩」といって、およそ妊娠38週以降に、子宮口（子宮の出口）がある程度成熟してから入院して、子宮の出口を水の入ったゴム風船で広げて、陣痛促進剤を使用しながら、陣痛が始まった時点で、麻酔を開始します。

一方、後者の場合は、文字通りお産が始まってから、無痛分娩を開始します。

そのふたつに、なにか特徴といいますか、違いはあるのでしょうか？

分娩がスムーズに進みやすく、患者さんの満足度が高いのは、自然に陣痛が始まってからの無痛分娩だと思います。

臨月　出産　出産直後　新生児　産後の体調管理

ただ、病院に着いてすぐ産まれるような
分娩が異常に早い場合は硬膜外麻酔が間に合わなかったり、
深夜早朝に入院し、多数の分娩が同時に重なっていたりすると、
スタッフや設備など施設側の制約で、無痛分娩が実施できないことがあります。
ですから、できるだけ多くの無痛分娩希望者を受け入れるために、
当院では計画的な無痛分娩も実施しています。

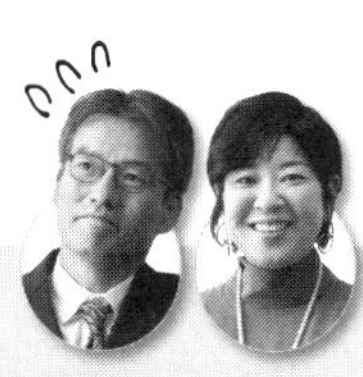

そうなんですねー。

個人的な意見をいうと、
無痛分娩は患者さん本人が痛くないから
全員に無痛分娩をしてあげたいくらいです。
ただ、それには分娩室がもっとたくさんあって、
無痛分娩を熟知した助産師やドクターがたくさんいないと、
すべての無痛分娩に対応できませんので、
私たちが安全にできる範囲で、提供しています。

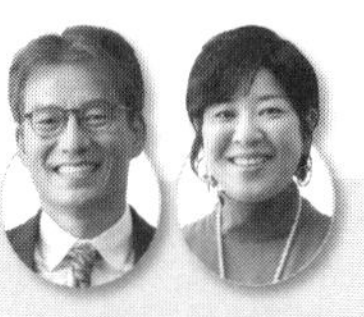

わかりました。小松先生、ありがとうございました。

ありがとうございました。

MEMO

無痛分娩のメリット、デメリット

メリット

- 分娩時の痛みが軽減する
- 分娩が遷延した際の疲労を軽減する
- 産道が拡がりやすくなる
- 怖がらずに落ち着いて、分娩に臨める
- 分娩後、産道裂傷縫合の際も利用できる。痛くない！
- 急変した場合、スムーズに、緊急帝王切開術に移行できる！

デメリット

- 陣痛が弱くなり、分娩の進行が遅くなりやすい
- 子宮口が全開大してから、赤ちゃんが生まれるまでの時間が長くなりやすい
- 吸引分娩になることがある
- 別途、費用がかかる（6万6千円から）
- 無痛分娩中は原則、ベッド上で過ごすため、自由に動くことができない
- 無痛分娩中は固形物を食べることができない（スポーツ飲料は摂取可）

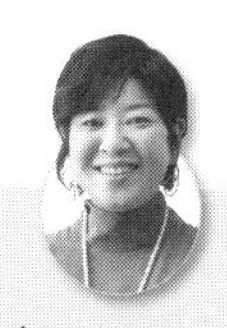

帝王切開❶

万が一のことも考えて、帝王切開について知っておきましょう

こんにちは！

毎週、産科・婦人科のお話を、福岡市東区〝青葉レディースクリニック〟の院長、小松一先生にうかがっています。

先生、今日はどんなお話ですか？

今日は、帝王切開分娩についてお話ししたいと思います。
帝王切開とは、母親や赤ちゃんに危険が迫っていて、自然分娩が難しいと判断された時に、
麻酔をしてお腹を切開し、
子宮から直接赤ちゃんを取り出す手術のことです。

実は子宮内の赤ちゃんが元気かどうかを知ることは難しくて、
ほんの最近までわからなかったのですが、
今では胎児心拍数陣痛図や超音波検査、いわゆるエコー検査によって、
トラブルを早く発見できるようになり、その結果、帝王切開分娩も増えてきました。
私たちのような開業医ではだいたい10～20％、
大学病院やこども病院などでは30％以上が帝王切開分娩です。

そうなんですね。

帝王切開分娩には、2つのケースがあります。
一つめは、妊娠中に逆子であることがわかったり、
骨盤が小さい、産道が狭い、あるいは赤ちゃんが大きすぎて産めないなど
自然分娩が危険を伴う場合、あらかじめ手術の日程を組んでしまうケースです。
「予定帝王切開」、「選択的帝王切開分娩」ともいいます。
もう一つは、妊娠中やお産が始まってから

母体や赤ちゃんに緊急事態が起こり、
一刻も早く赤ちゃんを取り出す必要がある時に行われる
「緊急帝王切開」です。

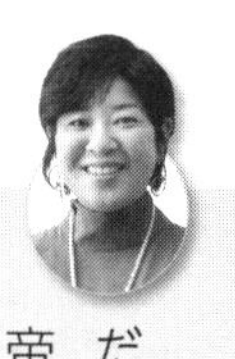

だいたいどんな時に
帝王切開が行われるんですか？

予定帝王切開の理由として多いのが、
前回の分娩が帝王切開分娩で、今回も帝王切開をするというケースで、
いわゆる反復帝王切開分娩と呼ばれています。
前回の分娩が帝王切開分娩だと
なぜ今回も帝王切開分娩をしないといけないかというと、
前回、赤ちゃんを取り出した子宮の部分が、
陣痛によって裂けてしまう＝子宮破裂の危険性があるからです。
分娩前に子宮が裂けてしまうと、赤ちゃんが助かりませんし、
子宮も摘出しないといけなくなります。

同じ理由で、妊娠前に大きな子宮筋腫を取る手術＝
子宮筋腫核出術を受けていると
やはり帝王切開分娩をすることが多いです。

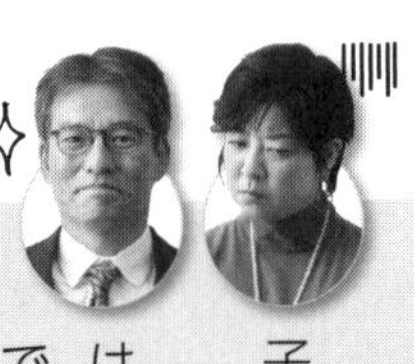

子宮が破裂することってあるんですね。怖いです。

はい。そうなんです、怖いです。
ですが、破裂しないように慎重に診ていきますので、
みなさんは心配しないで結構です。

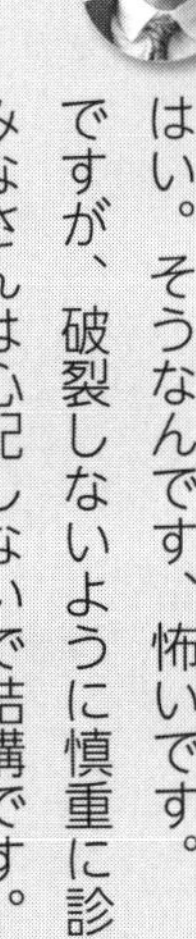

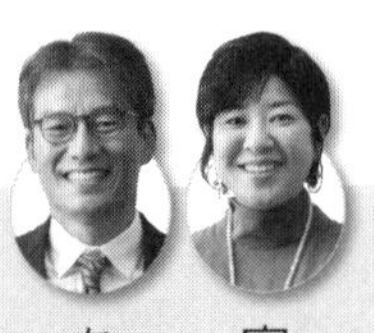

安心しました。小松先生、また次回も、帝王切開についてお話をお願いします。

ありがとうございました。

帝王切開❷

緊急帝王切開分娩になったとき、どうすればいいの？

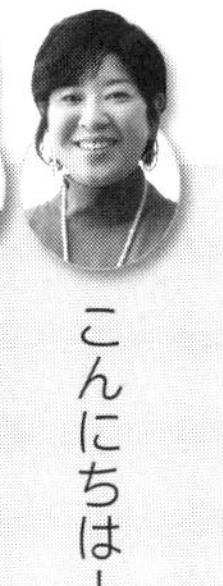

こんにちは！　小松先生、よろしくお願いいたします。

よろしくお願いします。

先生、今日は前回の続きで、帝王切開のお話ですね。

はい。前回は、あらかじめ日程を組んで手術を行う予定帝王切開術、または選択的帝王切開術について、お話ししました。

子宮破裂を避けるために、前回の分娩が帝王切開分娩だった方や妊娠前に子宮筋腫を取った方、あるいは逆子や骨盤が生まれつき狭い、

臨月
出産
出産直後
新生児
産後の体調管理

赤ちゃんが大きすぎて、自然分娩が危険な方も予定帝王切開分娩となります。

今日の帝王切開のお話は、もう一つの場合ですね。

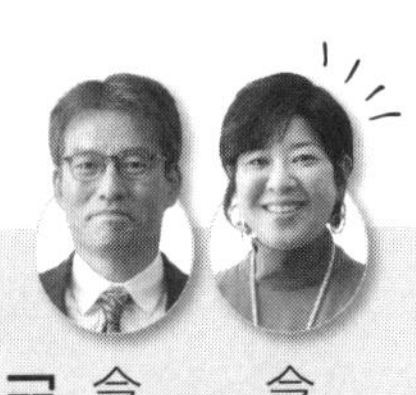

今日は、**お産の最中になんらかの緊急事態が起こって帝王切開をする「緊急帝王切開分娩」について**お話しします。

緊急帝王切開が行われるケースは様々です。

一番多いのはやはり赤ちゃんの元気がなくなって、急いで酸素をあげないといけない場合です（**胎児機能不全と**いいます）。

急ぐといっても、分娩の途中で、もう少しで引っぱり出せそうな時は**吸引分娩**といって、引っぱり出しますが、骨盤が狭くて、赤ちゃんが大きくて、あるいは赤ちゃんの向きが悪くて、引っぱり出せない時などは、**緊急帝王切開術**に変更します。

常位胎盤早期剥離といって、
赤ちゃんに栄養や酸素を送る胎盤が
赤ちゃんが生まれる前に剥がれてしまうと、
赤ちゃんに酸素が届かなくなり、急激に状態が悪くなりますが、
そういった疾患では「**超緊急帝王切開術**」といって、
わずか30分程度で、赤ちゃんを取り出すこともあります。
他には、重症妊娠高血圧といって
母親の高血圧がひどくてコントロールできない場合や
児頭の向きが悪かったり、
軟産道強靭といって子宮の出口が硬くて、
まったく開かないことが原因で、分娩停止となった場合に
緊急帝王切開術を行うこともあります。

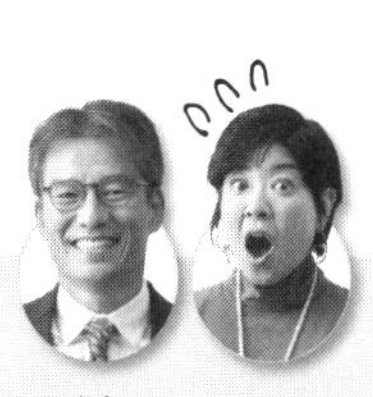

いろいろなケースがありますね。

はい。とにかく緊急帝王切開術をすると決めると、

母親と赤ちゃんの両方の命がかかっているので、
急いでスタッフを集めて、手術の準備をしないといけなくて、
とにかくバタバタしがちで、
事前に十分な手術説明ができないことがあります（申し訳ないです）。
どんなに急いでいても、
本当は一番心配しているのは当事者のお母さんであったり、
家族であるということを決して忘れないように、
私たちは落ち着いて手術をしないといけません。
無事に赤ちゃんが産まれて、手術も無事に終わると疲れもドッときますが、
元気な赤ちゃんとお母さんを見るとホッとします。

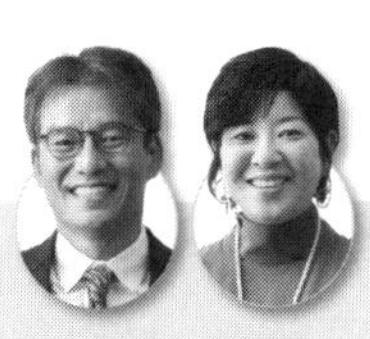

わかりました。小松先生、ありがとうございました。

ありがとうございました。

帝王切開❸

帝王切開のリスクについて

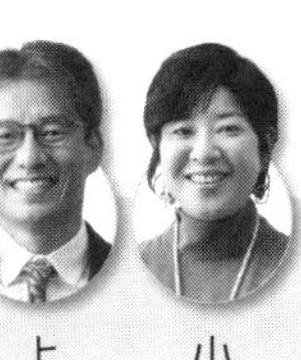

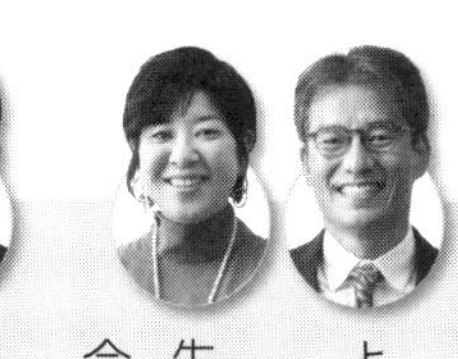

小松先生、こんにちは！　今日も張り切っていきましょう！

よろしくお願いします。

先生、ここのところ、帝王切開のお話をしていただいていますが、今日もその続きということになりますね？

そうですね。今日は帝王切開分娩のリスクについてお話しします。通常の、急がない予定の帝王切開分娩の場合、

当院では硬膜外麻酔と脊椎(せきつい)麻酔を併用していますが、
麻酔が始まってからおよそ15分間、
その後、手術が始まってからは、5分程度で赤ちゃんが産まれます。
赤ちゃんにとってはリスクが小さく、安全な分娩方法といえます。
ここで質問ですが、そう考えると、赤ちゃんから見れば、
すべてのお産が帝王切開分娩になったほうがいいように思いませんか?

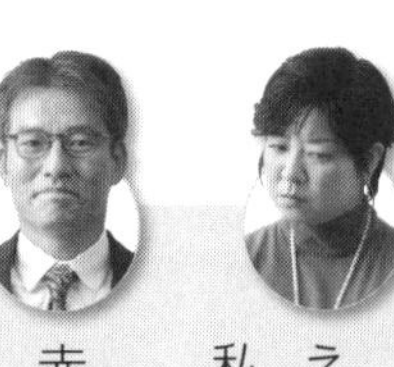

えー、そ、そうですね…。
私は三人とも経腟分娩でしたから、考えてもみませんでした。

赤ちゃんにとってみれば、
帝王切開分娩は分娩のストレスがなくて、最も安全な出産に思えますが、
実はそうでもないんです。
分娩のストレスがないから、
産まれた後の子宮外の環境に適応できなくて、

呼吸がうまくできなかったり、体温調節ができなかったり、おっぱいがうまく飲めなかったりします。

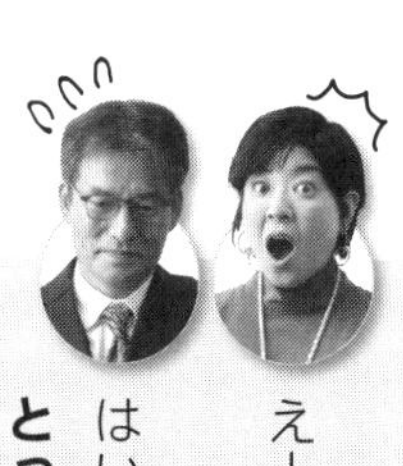

えー！　そうなんですか？

はい、**分娩のストレスって、実は、赤ちゃんがひとりだちするためにとっても大切な試練なんですね。**

一方、帝王切開分娩は母体にとっては麻酔をして、お腹を切って赤ちゃんを取り出しますので、当然、出血も経腟分娩と比べて多いですし、リスクが大きいといえます。

他にもトラブルは起こり得ますが、これについては「手術同意書」という言葉を聞いたことがあると思います。手術の際は万一の事態を想定して、ごくまれにしか起きないことも含めて、いろいろなトラブルを事前に説明します。

大量に出血すると輸血をしたり、子宮を摘出しないといけない場合があること、癒着がひどい場合は膀胱を傷つけることがあること、肥満や高齢妊娠では血栓（けっせん）といって、足の血流が滞って静脈血管内にできた小さな血液の塊が肺に飛んで、突然呼吸ができなくなる可能性があること、帝王切開前に前期破水があって高熱が出ている状態で帝王切開術を行うと、術後に感染が拡がって腹膜炎を起こす可能性があることなど、かなりくわしく、説明します。

次回は帝王切開分娩のまとめをお話ししますね。

次回も楽しみにしています。

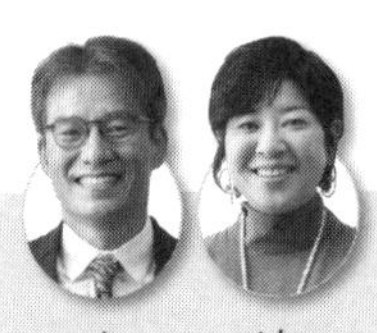

ありがとうございました。

MEMO

かつて、大学の先輩が「未来の分娩は100％帝王切開分娩になるかもしれない」と発言していましたが、その予想は外れてしまいました。でも、大病院では年々帝王切開分娩が増えて、実に5割が帝王切開分娩です

帝王切開はデメリットばかり!?

こう聞くと、帝王切開はデメリットばかりのようですが、そもそもお産にはリスクはつきものです。帝王切開は、普通分娩にリスクが伴う場合に選択される唯一の解決方法です。危険な状態になるかもしれないことが予想される時、そのリスクを最小限にするのが帝王切開による出産なのです。

一番大切なのは赤ちゃんもお母さんも無事に健康な状態でお産を終えることです。

赤ちゃんとお母さんの安全を最優先にした選択が帝王切開なのです。

帝王切開分娩では術後感染を予防するため、抗生剤を使用しますが、もしかしたら、薬剤によるアレルギー症状によるショック状態が起こるかもしれません。

そして、ごくまれに麻酔薬成分に対してアレルギーを持つ人もいます。そのような場合、急激なアレルギー反応によって、血圧の急低下や呼吸困難などのショック症状を起こすことがあります。それから、傷口の衛生状態がよくないと、そこから、細菌が感染して炎症を起こすかもしれません。

また、手術後の腹腔内の臓器の癒着という心配もあります。たとえば、帝王切開術で切った子宮がお腹の腹壁と不自然にくっついてしまったり、周りの膀胱や大網と呼ばれる骨盤内の臓器と癒着してしまったりする可能性があるということです。

そのため、今は、癒着防止剤を子宮に貼ったり、早期離床が積極的に行われています。

術後で痛みがあるからと、いつまでもベッドで安静にしていると回復が遅れてしまいます。そのため、痛みをコントロールしながら、術後翌日から徐々に体を動かしていくことになります。

帝王切開手術の説明を聞くと怖いと感じると思いますが、経腟分娩できない時は帝王切開分娩をするしかありません。きわめて安全に実施していますので、あまり心配しないでくださいね。

帝王切開❹

帝王切開のおさらい、これでもう怖くない！

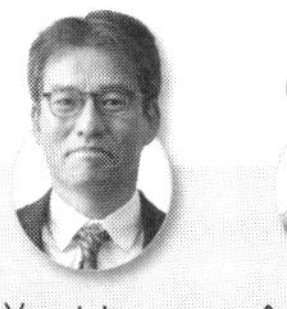

先生、これまで3回にわたって帝王切開分娩について、お話ししてきました。今日は帝王切開について、まとめをしていただけますか？

はい、お産全体のおよそ1割から2割が帝王切開分娩で、逆子や、骨盤が小さい、あるいは赤ちゃんが大きすぎて産めないなど経腟分娩ができない場合に、あらかじめ手術の日程を組んでしまう「予定帝王切開」、「選択的帝王切開分娩」と妊娠中やお産が始まってから、母体や赤ちゃんに緊急事態が起こり、一刻も早く赤ちゃんを取り出す必要があるときに行われる「緊急帝王切開」のふたつがあるとお話ししました。

通常の「予定帝王切開」分娩の場合、麻酔が始まってからおよそ15分、
手術が始まってからは5分程度で赤ちゃんが産まれますので、
赤ちゃんにとってはリスクが小さく、安全な分娩方法といえますが、
分娩のストレスがないから、逆に産まれた後、子宮外の環境に適応できなくて、
呼吸がうまくできなかったり、体温調節ができなかったり、
おっぱいがうまく飲めないことがあります。

一方、母体にとって帝王切開分娩は麻酔をして、
お腹を切って赤ちゃんを取り出しますので、
当然、出血量も経腟分娩と比べて多いですし、リスクが大きいといえます。
大量に出血すると、輸血をしたり、子宮を摘出しないといけない場合があること、
癒着がひどい場合は膀胱を傷つける場合があること、
肥満や高齢妊娠では血栓といって、
血流が滞って血管内にできた小さな血液の塊が肺に飛んで、
突然呼吸ができなくなる可能性があること、

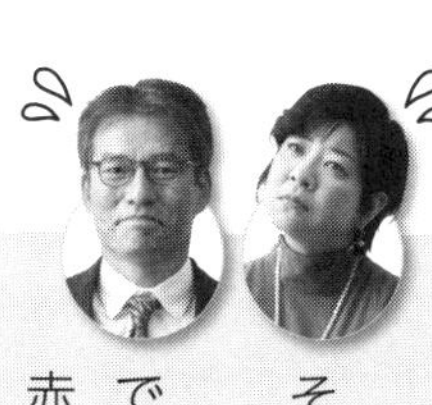

帝王切開前に前期破水があって、高熱が出ている状態で、帝王切開術を行うと術後に感染が拡がる可能性など帝王切開分娩にはとても大きなリスクがあります。

そう聞くと帝王切開分娩は怖いイメージが湧きますね。

ですねー。でも、先ほど申し上げたように、
赤ちゃんが大きすぎてお母さんの小さな骨盤では産めない場合やお母さんの血圧が高くなって、重症の妊娠高血圧になったり、
赤ちゃんに栄養や酸素を送る胎盤が剥がれたり、
羊水が減って、へその緒が絡まって、赤ちゃんに酸素が十分に届かない場合は、
とにかく急いで産まないといけないので、
帝王切開分娩以外に選択肢はありません。
つまり、経腟分娩以外はすべて帝王切開分娩なので、
リスク、危険はありますが、安心して私たちにお任せしてほしいと思います。

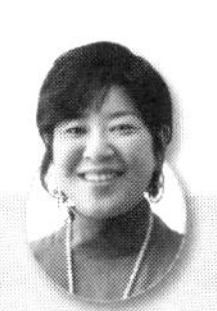

わかりました。小松先生、ありがとうございました。

Q

出産の痛みを想像しては、おののいています。乗り越えられるでしょうか…

A

「恐れは常に無知から生じる」というアメリカの思想家、哲学者のラルフ・ワルド・エマーソンの有名な言葉があります。まず、恐れていること、この場合、お産についての知識を蓄え、何が不安なのか、具体的に整理してみましょう。

次に、どうしたら解決できるのか、考えてみましょう。出産の痛みが不安なら、無痛分娩が解決方法となるはずです。あとはスタッフを信頼して、母子ともに安全な分娩を目指しましょう。

Q

第2子の出産を控えています。上の子がまだ2歳で、赤ちゃん返りしないか心配です

A

上のお子さんの赤ちゃん返りは多かれ少なかれあります。上のお子さんは、大切なママを赤ちゃんに奪われてしまうという漠然とした不安が先行しているのでしょう。赤ちゃんが生まれても、以前と変わらぬ愛情を注げ

ば安心しますので、きっと受け入れてくれるはずです。もし、赤ちゃん返りが心配なら、大きくなったお腹を見せて、赤ちゃんの名前を呼んで、エコーの写真などを見せて、心の準備をさせることです。赤ちゃん返りが起きたとしても、長くは続きませんが、授乳で大変な時期に重なりやすいので、ご主人や家族にお手伝いを頼んでみましょう。もし、育児に疲れたら、産後のデイケアやショートステイを利用したり、スタッフや保健師さんに相談してください。

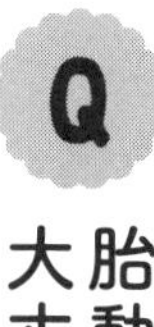

Q 胎動が急に弱くなった気がします。大丈夫でしょうか…

A

胎児が動いたり、動かなかったりする時間帯が交互に起きていることはすでに自覚していると思います。胎児も成人と同じように、眠ったり、起きたりしています。さらに、胎児行動学といって、胎児の覚醒状態や睡眠行動を研究した報告によれば、胎児にも覚醒状態と睡眠状態、しかも睡眠にもレム睡眠（動睡眠ともいい、夢を見ている状態で、寝てるのに眼球が動いたり、口がクチュクチュ動いたり、手足が動いたり、心拍数が上がったりします）とノンレム睡眠（静睡眠といって、深い眠りが特徴です）があります。

臨月に入ると、睡眠のサイクルも確立されて、ノンレム睡眠も増えてきます。胎動が少ないと感じる時は、もしかしたらノンレム睡眠の時間かもしれません。ただし、2時間経っても、動かない、おとなしい時は病院まで連絡をください。また妊婦健診の際に、羊水量が少ない、胎児の発育が小さい、臍帯が体に巻いているなどの指摘があった場合や出血がある場合、下腹痛を伴う場合は2時間を待つ必要はありません。すぐにご相談ください。

Q

逆子になったらどうしたらいいの？予防法はありますか？

A

全妊娠の4～5％が逆子、骨盤位といわれています。昔は逆子になっても、経腟分娩をしていましたが、現在では安全を考えて、ほとんどの場合、帝王切開分娩を選択します。有名な逆子体操は胸膝位といって、胸を床につけて、お尻を天井に突き出した四つん這い姿勢をとって、赤ちゃんの背中が上になるように、横向きになって、胎児が自分で回転するのを手助けする方法があります。

最近は有効性が疑問視され、積極的にすすめてはいませんが、大きなトラブルも発生しないので、希望があれば、説明するようにしています。ただし、頭に血が上りやすい姿勢をとるため、高血圧傾向の方や頭痛がある方は控えてください。

他にも、外回転術といって、お腹の上から胎児の頭部と臀部を押さえながら、頭部に向かって回す、有名な骨盤位の矯正術がありますが、術者に経験が必要で、また術中や術後に胎児の状態が急変する場合があり、一般的ではありません。また、逆子体操も外回転術も子宮の収縮があるとうまくいきません。子宮収縮抑制剤を使用することもあります。

Q アクティブバースという言葉をよく聞きます。どのような出産方法ですか？

A

フリースタイル出産とも呼ばれています。陣痛でつらい時に、妊婦自身が楽に感じる姿勢で分娩体位をとることができるのが、アクティブバースの最大の利点です。欠点としては、姿勢体位によっては胎児心音をモニタリングする分娩監視装置が装着しにくいことがあり、胎児の異常を早期発見しにくいことが挙げられます。スタッフに相談するといいでしょう。

立ち合い出産

命の誕生の瞬間を、家族でわかちあう

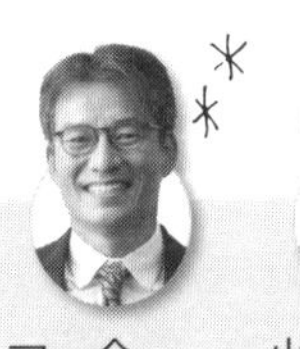

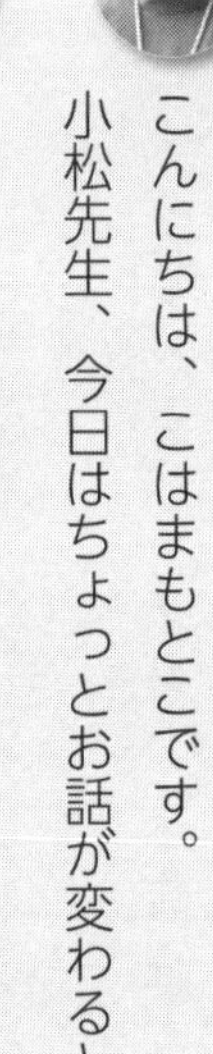

こんにちは、こはまもとこです。
小松先生、今日はちょっとお話が変わるとか？

今日は、立ち合い出産についてお話ししたいと思います。
コロナ禍以前は大病院を除き、立ち合い出産は増えていて、
ある子育てサイトの２０１９年のアンケートによると
７割のカップルが立ち合い出産をしたと聞いています。
当院でも、２００７年の開院以来、
ずーっと立ち合い分娩を推奨してきましたが、
みなさんもご存じのように、

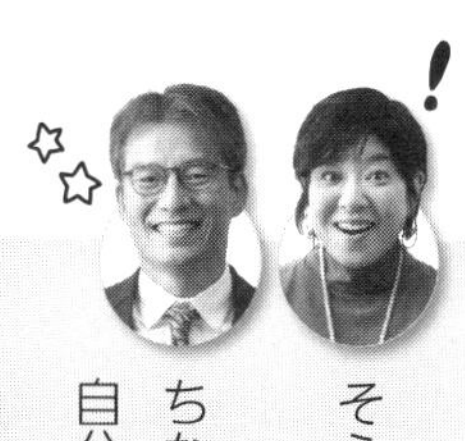

コロナ禍では感染予防のため、立ち合い出産を制限してきました。
２０２３年５月に、コロナ感染症が季節性インフルエンザと同じ「５類感染症」に分類され、やっと立ち合い出産が可能となりました。
３年４か月という長い期間、立ち合い出産を断っていたことになります。

そうなんですね！

ちなみに、私の場合、産科医なので当然かもしれませんが、自分の子ども３人とも、すべての出産に立ち合いました。

ただ、この立ち合い出産に関しては、「ぜひ立ち合いたい」というご主人もいれば、「出血が苦手で立ち合いたくない」というご主人もいますし、仕事で忙しいとか、遠方で来院ができない方もいますし、上のお子さんの面倒をご家族が見ていることもあります。
妊婦さんも自分が苦しんでいる姿を見せたくないからという理由で、

立ち合ってほしくない方もいて、さまざまです。

立ち合い出産のメリットはいろいろあると思います。
陣痛は長くて、産まれるまでひたすら耐えないといけなくて、
ひとりだととてもつらく感じると思いますが、
パートナーが腰をさすって、
いきんでいる間も声掛けしてくれると痛さが紛れますし、
勇気が出ることもあります。

そういえば、こはまさん、結婚披露宴でケーキカットをしましたよね？

はい、しました。

ですよね。みなさん、結婚披露宴でケーキカットをされますが、
個人的にはあれは共同作業ではないと思っております（笑）。
ご夫婦一緒の共同作業とは、妊活もそうですし、

妊娠がわかった時から実は始まっていて、
つわりの期間も含めて、なにかと不便になる日常の家事をご主人が担当して、
最後に、辛く長い陣痛を乗り越えて、
赤ちゃんをお迎えすることが夫婦の共同作業だと思っています。

男性は妊娠・出産の大変さを実体験できないので、
女性と比べると〝父親になる〟という自覚を持ちにくい方もいます。
そのため、陣痛が始まってから、
そばに寄り添ってしっかりサポートしてあげて、
我が子が誕生する瞬間に立ち合うと、
父親としての実感（父性）が湧くきっかけになるかもしれません。
まれに出産時にオロオロしたり、緊張して、倒れたりするパパもいますが、
私たちからすればたいへん微笑ましく、思い出に残るお産になると思います。
当院でもそうですが、父親学級を開催していますので、
仕事でお忙しいかもしれませんが、ぜひ参加していただいて、

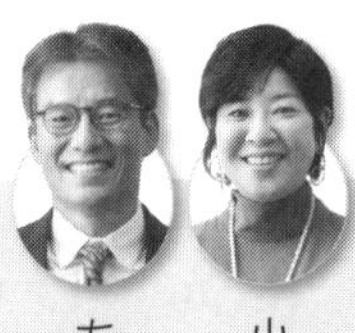

立ち合い出産について、
ご夫婦でぜひ前向きに検討していただきたいと思います。

小松先生、ありがとうございました。

ありがとうございました！

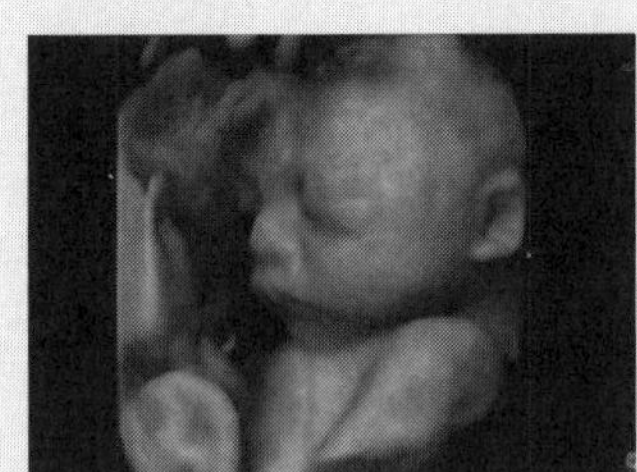

28週目のエコー写真

第3章 出産直後ママがやること&赤ちゃんとの対面

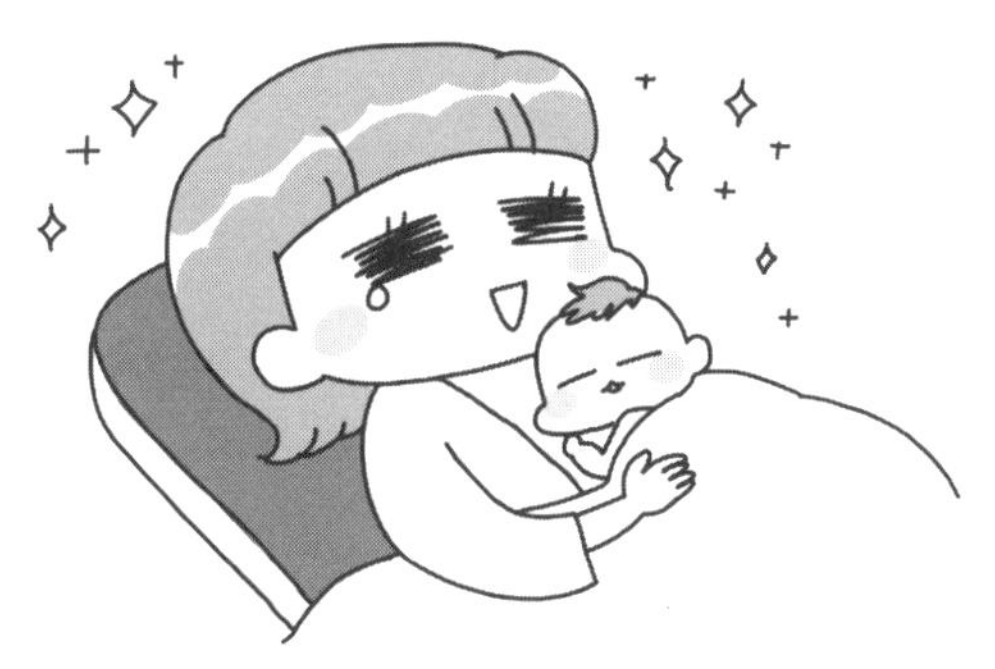

臍帯❶

お母さんと赤ちゃんとの絆、へその緒の話

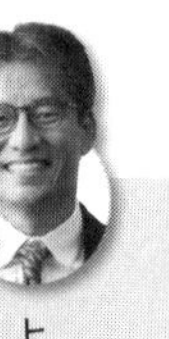
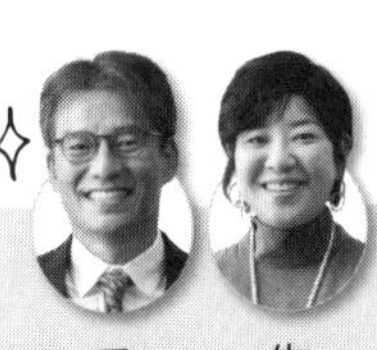
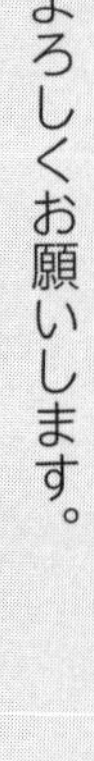

こんにちは、こはまもとこです。
小松先生、いよいよ出産のお話ですよね！　よろしくお願いいたします。

よろしくお願いします。

先生、今日はどんなお話でしょうか？

そうですね。今日はみなさんご存じの臍帯（さいたい）、へその緒についてお話ししたいと思います。

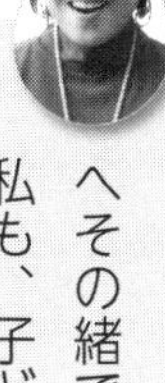

へその緒ですか。
私も、子どもたちのへその緒はちゃんと取ってありますよ！

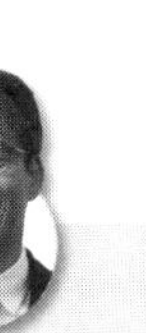

そうですね。
出産後、まずお母さんと赤ちゃんをつないでいるへその緒を切りますが、この時にその一部を取っておいて乾燥させて、桐箱に入れて、お母さんに渡すようにしています。
みなさんもお母さんが大事に取っていると思います。

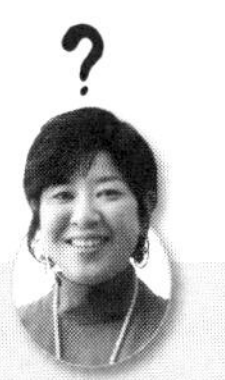

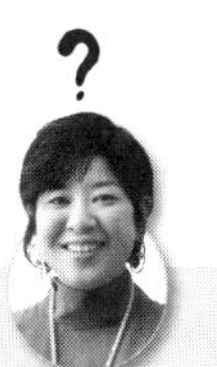

そもそも、へその緒って、どのくらいの太さとか、長さなんですか？

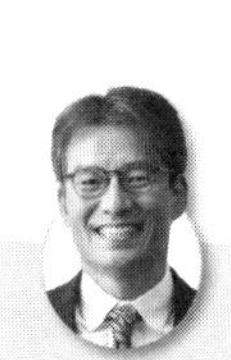

はい、へその緒の太さが直径2センチくらい、だいたい親指くらいの太さがあります。
長さはだいたい50センチくらいですかね。
短い人もいれば、1メートルくらいの長い人もいます。

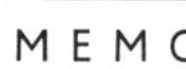

MEMO

どういうわけか、入院期間中に、大切な桐箱を失くされる方もいますので、当院では臍帯の予備を保管して、もしもの時に備えています。なくしたら相談してみてください

実は、臍帯の長さは短くても長くても、トラブルの原因になることがあります。

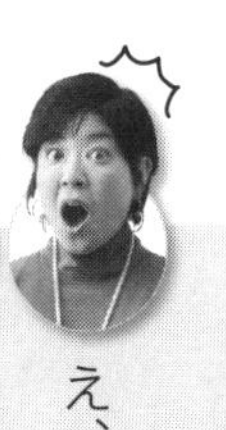

え、そうなんですか？　知りませんでした！

短いと、赤ちゃんの頭がなかなか降りてこなくてお産が長引いたり、
逆に長いと、首に2～3回と巻き付いていて、
陣痛の時に酸素が行き渡らなくて、
赤ちゃんが苦しくなることがあり、慌てることがあります。

へえ、短くても長くてもいけないんですね。

はい、しかも、**へその緒はまっすぐではなくて、反時計回りに螺旋状に捻れていることが多い**んですが、ご存じでしたか？

MEMO

胎児は胎盤で呼吸していて、臍帯を通して酸素をもらっているので、臍帯のトラブルは命の危険があります

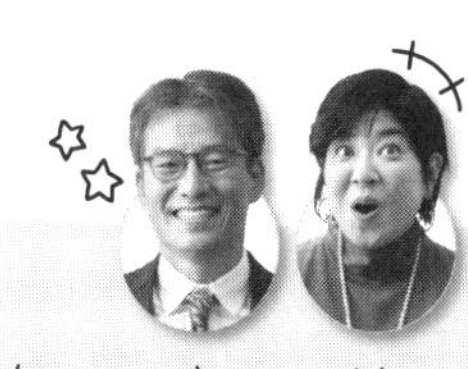

はい、知ってました！

さすがですね〜。これはなぜだかわかりますか？

たとえば、水道のホースを想像してください。
ホースは切断面を見るとよくわかりますが、
断面に格子状のシートが織り込まれていて
簡単に折れ曲がらないようになっています。
へその緒も、**子宮のような狭い場所で折れ曲がらないように、**
ゼリー状物質で血管の外側を覆われていて、
反時計回りに捻れているのだ、といわれています。
次回はへその緒について、もう少しお話しします。

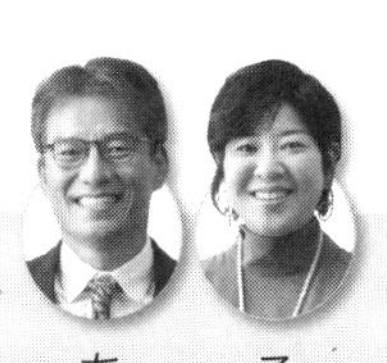

そうなんですね。小松先生、ありがとうございました。

ありがとうございました。

臍帯❷

生命の神秘、へその緒のすごい力

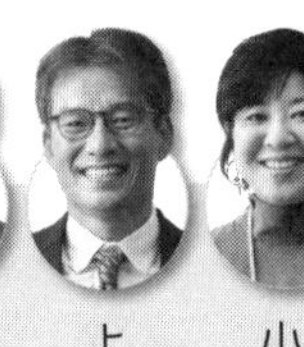

小松先生、こんにちは！　今回もお話楽しみにしています！

よろしくお願いします。

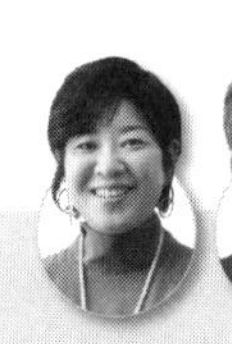

先生、前回は〝へその緒〟について、お伺いしました。
今日はどんなお話でしょうか？

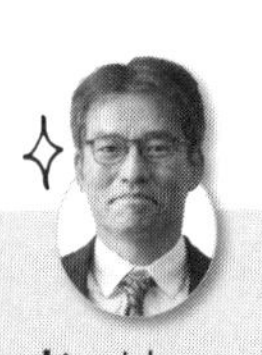

はい、へその緒は胎児と胎盤をつなげている大事な臓器ですが、**お母さんの子宮から胎盤を介して酸素や栄養分を受け取り、老廃物を母体側に渡す大事な役目を持っています。**

へその緒には、2本の動脈と1本の静脈の合計3本の血管があり
外側をコラーゲンでできたゼリー状の物質が、
大事な3本の血管を取り囲んでいます。
前回お話ししたように、途中で折れ曲がったりしないように、
だいたい左回り、反時計回りが多いそうですが、
捻れて螺旋状のひもになっています。

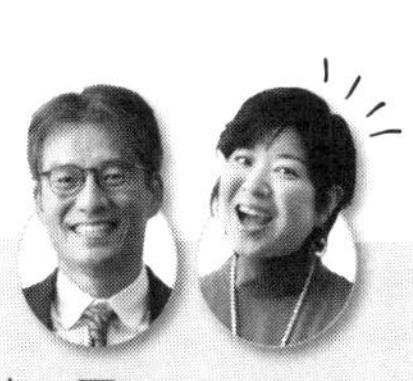

はい、そうでした〜。

最近、造血幹細胞といって、
京都大学の山中伸弥教授が発見した
iPS細胞のニュースを聞いたことがあると思います。
私たちの身体は、最初1個の受精卵が細胞分裂して、
胎盤や皮膚、心臓や骨、血液といったさまざまな臓器ができています。
皮膚や神経の細胞が、最後まで分化して、
組織の一部として定着すると、

もう元の幹細胞には後戻りできないんですが、
山中教授のすごいところは、この組織の中に、
まれに存在する幹細胞の能力を持った細胞、
iPS細胞を見つけたことです。
実は、胎盤や〝へその緒〟にある胎児の血液の中には、
細胞の祖先ともいうべき、この幹細胞が多く含まれています。
驚いたことに、この臍帯血の幹細胞の存在は
1980年代にはすでに知られていました。

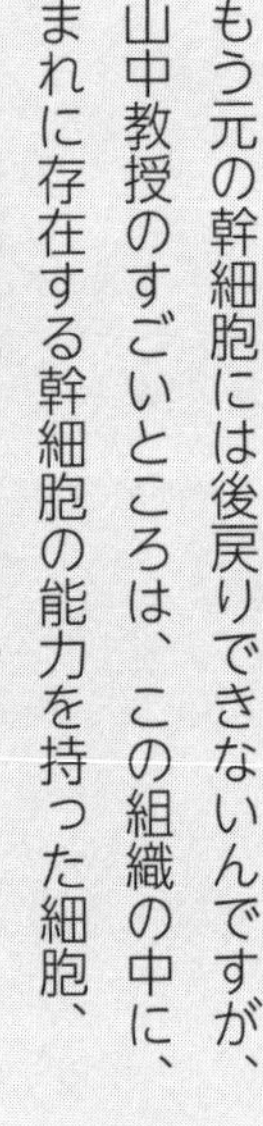

えー、そんな昔から、わかっていたんですか？

はい、1988年には臍帯血の造血幹細胞を使った
最初の移植医療が行われ、
その後各地で臍帯血バンクが設立されました。
1993年以降は、臍帯血バンクを通して、

白血病や最近では脳性麻痺などへの移植医療が行われています。
そして、実は、**日本の臍帯血移植の件数は世界最多**と聞いています。

そうなんですね。
その臍帯血バンクはどこでも受けられるんでしょうか？

いえ、臍帯血バンクと提携している一部の病院でしか、
実施していません。
くわしくは臍帯血バンクや当院まで、ご相談ください。

お母さんと赤ちゃんをつなぐ命綱である臍帯が、その後は、
別の医療分野で活躍しているんですね。
小松先生、ありがとうございました。

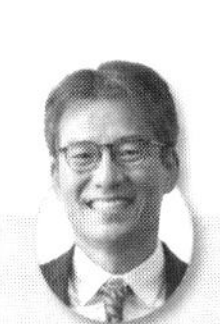

ありがとうございました！

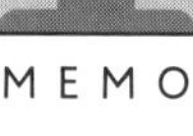

MEMO

臍帯血バンクには、公的な日本赤十字社と民間のステムセル研究所があります

出産直後❶

出産直後、産婦人科ではどんなことがおこなわれるの？

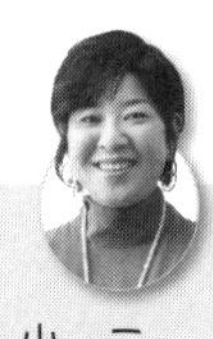

こんにちは！　いよいよ出産のお話も佳境となってきましたね。小松先生、よろしくお願いいたします。

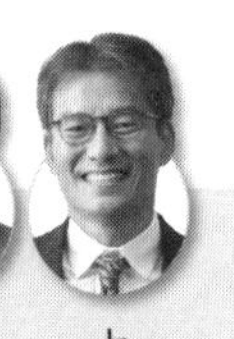

よろしくお願いします。

先生、今日はどんなお話でしょうか？

はい。今日は、出産直後の産婦人科内の様子についてお話しします。

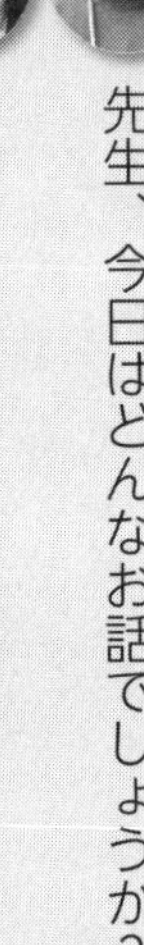

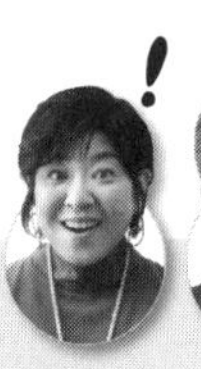

あ、それは興味あります！　そもそも出産直後のお母さんは、

周りの状況をじっくり観察する余裕なんてないですから、産んだあと、周りでどんなことが起きているのかわからないです。

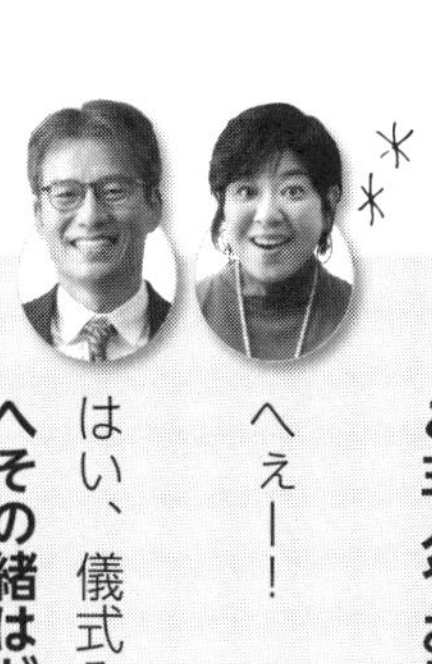

そうですよね。私たちの病院での話をしますね。
まず、赤ちゃんを取り出して、身体を拭いて、背中や足をさすったりして、オギャーッと泣かせます。
次に、身体の血液や羊水を軽く拭いて、抱っこして、お母さんに赤ちゃんを見せて…、
それから、**お母さんのお腹の上に赤ちゃんをおいて、ご主人やお母さんにへその緒を切ってもらって…。**

へぇー！　へその緒はご主人が切るんですか！

はい、儀式みたいなものですね。
へその緒はゼリー状でぶるぶるしていて、つかみにくくて、なかなか切れないんです。

血が苦手なご主人の場合は、産んだお母さんやおばあちゃん、あるいは上のお子さんに切ってもらいます。

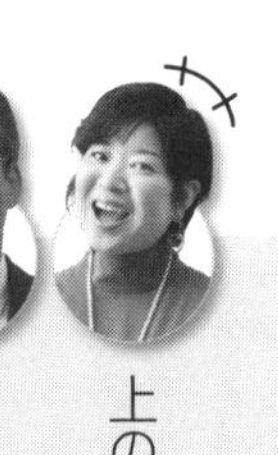

上のお子さんが切ることもあるんですね！

そうです。楽しそうですよ。**上のお子さんが大きい場合は、ぜひ陣痛の時から分娩に立ち合わせて、へその緒を切ってもらったらいいと思います。**いい思い出になります。

で、新生児室に行くわけですね？

いえいえ、まだ行きません。分娩台の横にあるラジアントウォーマーといって、暖かいヒーターが付いた診察台の上に寝かせて、

きちんと呼吸しているか、心臓はきちんと動いているか、皮膚の色はピンクになっているかなど、しばらく観察します。

移動しても大丈夫と判断してから、体重を量ります。

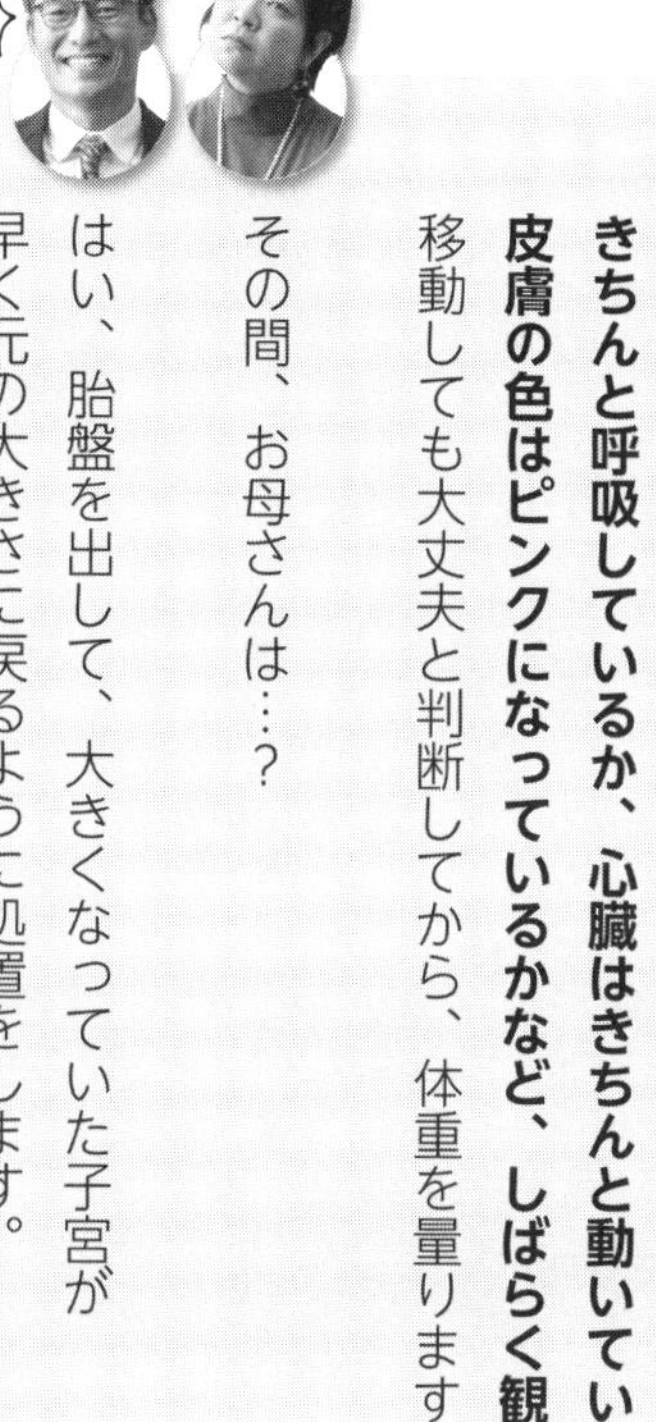

その間、お母さんは…？

はい、胎盤を出して、大きくなっていた子宮が早く元の大きさに戻るように処置をします。

そうしないとたくさん出血してしまいますので、**子宮をマッサージしたり、子宮の収縮を促すお薬（＝子宮収縮剤、陣痛促進剤と同じです）を点滴します。**

そのあとは、次回、お話ししますね。

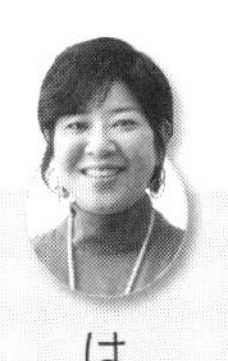

はい、楽しみにしています！

出産直後❷

出産時に裂けてしまった外陰や腟を縫います、ちょっと痛いです

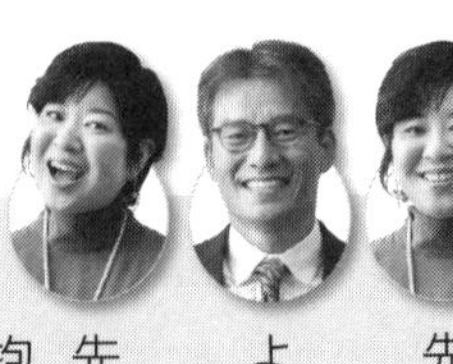

先生、今回もよろしくお願いいたします！

よろしくお願いします。

先生、前回の放送でついに、赤ちゃんが生まれました（笑）！抱っこして、へその緒を切ってもらって、体重を量って、胎盤を出して…、とそこまで聞きましたよ！

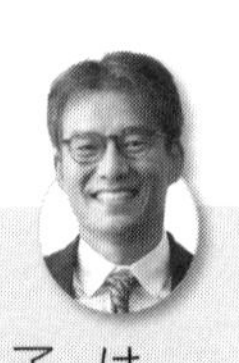

はい、子宮が早く元の大きさに戻るように、子宮のマッサージをして、お薬を点滴するところまでお話ししました。

その後、分娩で切れてしまったり裂けてしまった外陰や膣を縫合、縫い合わせます。
これは出産経験のある人は、覚えている人も多いのでは？

思い出しましたー。痛かったですー。

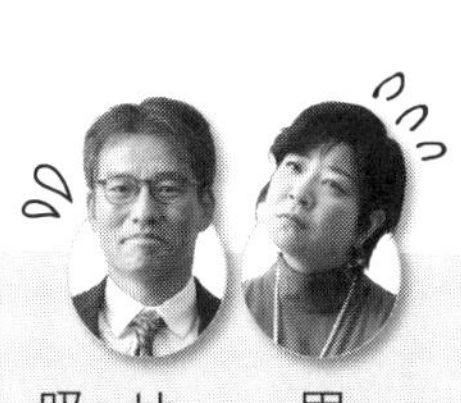

せっかく忘れていたのに、思い出させて、たいへん申し訳ありません…。
吸引分娩で急いで出した場合や、
赤ちゃんが大きい場合はやっぱり大きく裂けてしまいます。
縫う時に痛くないように、局所麻酔といって一応麻酔はするのですが、
縫い合わせるのはなかなか大変で、時間が掛かると麻酔の効果が薄れてきて、
ご迷惑を掛けることもあります。
その場合は、血圧、呼吸をモニタリングしながら、
鎮痛剤（睡眠導入）で、静脈麻酔をして呼吸に注意しながら、
眠っている間に大急ぎで縫ったりします。

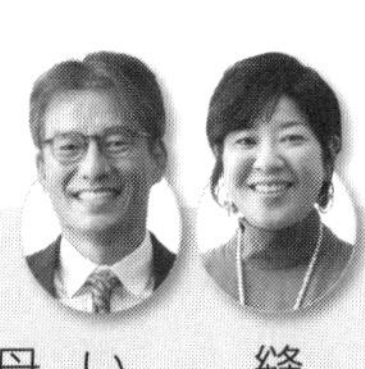

縫い終わったら、終わりですかー!?

いえいえ、授乳があります。
母体が処置中の間に、赤ちゃんは血液や羊水で汚れた身体を急いで拭いて、乾かして、赤ちゃんの全身状態を観察していますが、呼吸や循環動態が良好であれば、**カンガルーケアを行います。直接母乳をあげてもらうなどして、だいたい2時間くらいは分娩室で待機します。**
最後に、もう一度、出血が止まっているかどうか、傷口が腫れてないかどうかを確認して、大丈夫であれば、やっとお部屋に帰ります。

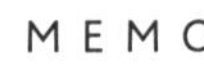

先生、保育器に入るのはどんな赤ちゃんなんですか?

保育器に入るのは、2500グラム未満の低出生体重児や、

MEMO

昔は生まれたらすぐに沐浴していましたが、今はよほど汚れている場合を除き、翌日に実施します

早産で生まれた早産児などです。
呼吸や循環動態をしっかり観察するために、保育器に入ります。
帝王切開分娩の場合も、子宮から直接、赤ちゃんを取り出すため、
分娩のストレスを受けてないせいか、外の環境に馴染めず、
呼吸が不安定になったり、低血糖になったりします。
ですから、保育器に入れて一晩観察することが一般的です。

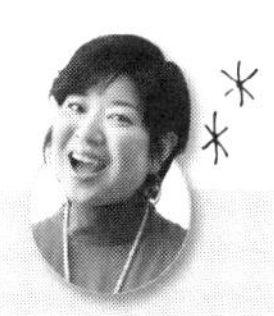

なるほど。
今は保育器などで
ちゃんと赤ちゃんが
外の環境に耐えられるまで、
観察するんですね。
安心しました！
小松先生、
ありがとうございました。

MEMO

カンガルーケアの注意点
（108ページ参照）

カンガルーケアでは母体が仰向けの状態で、赤ちゃんはうつぶせの状態で、授乳しますので、窒息の危険があります。一方、生まれたての赤ちゃんは子宮外環境に適応する必要がありますが、分娩のストレスで、呼吸が不安定になりやすく、また産んだばかりの母親も疲労がマックスの状態ですので、カンガルーケアを行う際は、赤ちゃんの呼吸と心拍数を連続モニタリングする必要があります。また、低体温にも注意しましょう

出産直後❸

カンガルーケアの大切な役割

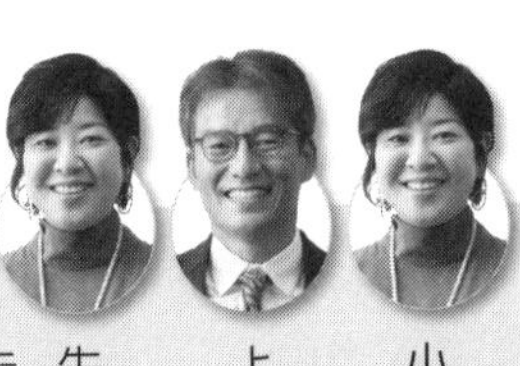

小松先生、今回もよろしくお願いいたします。

よろしくお願いします。

先生、前回までに、
赤ちゃんが生まれた直後の状況についてお伺いしました。
先生方や、看護師さん、助産師さんが、
どんなふうに赤ちゃんやお母さんの対応をしてくれているのかなどが
よくわかりました。

そうですね。

前回、出産直後に赤ちゃんの身体を拭いた後、母体や赤ちゃんの全身状態が落ち着いていれば、お母さんにカンガルーケアをしてもらうというお話をしました。

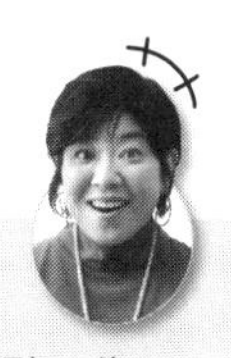

先生、カンガルーケアというのは具体的にどんなことをするのか、改めて教えてください！

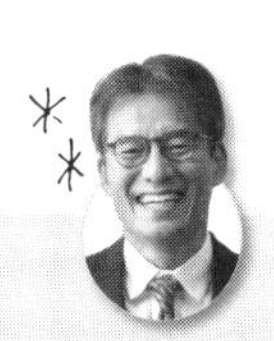

はい、カンガルーケアとは、
出産後すぐに、赤ちゃんを裸のまま、胸に抱いて授乳する対面保育のことをいいます。
文字通り、カンガルーをイメージしてもらえるとわかりやすいです。
母子の愛着をできるだけ早く形成することはとても大切で、その点、カンガルーケアでは母親と赤ちゃんのお互いが、呼吸や心拍、体温を直接、肌で感じ取れますので、**有用かつ重要な作業の一つと考えられています。**

ただし、母体がお産で疲れ切っていて、
いつの間にか眠ってしまうような状況であったり、
赤ちゃんの呼吸が不安定の状態では**窒息の危険性**がありますので、
赤ちゃんに呼吸心拍数センサーをつけて、常に監視しながらケアを行います。

なるほど。では、正常分娩で、母子ともに異常がなければ
積極的に行うということなんですね。

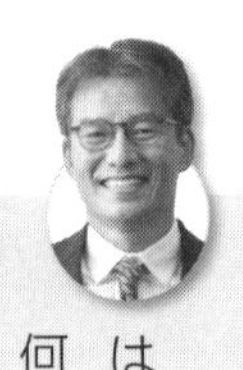

はい、その通りです。状態が良くなければしませんし、
何よりもまず、赤ちゃんの安全が大切ですからね。

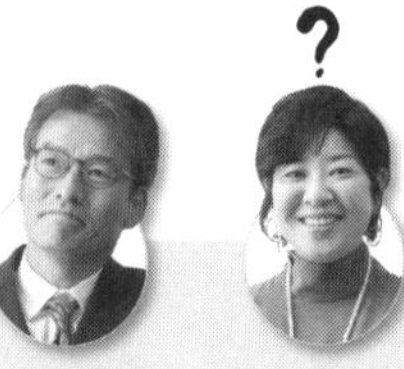

先生、今は、正常分娩の場合、
だいたいどのくらい入院することになりますか？

施設によって異なりますが、

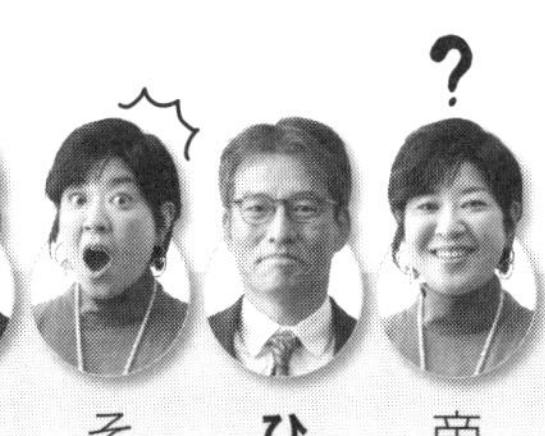

当院の場合、**母子ともに健康であれば、分娩日を含めて5日間の入院です。**

帝王切開分娩では何日間の入院ですか？

ひどい貧血がなければ、術後6日間の入院です。

そんなに早く帰るんですか～？

はい、必要なこと、大事なことをたくさんしっかりと覚えていただいて、できるだけ早く帰っていただきます。

出産直後、特に初産のお母さんにとっては、わからないことだらけだと思うので、ぜひまた来週もこの続きを教えてください。小松先生、今回もありがとうございました。

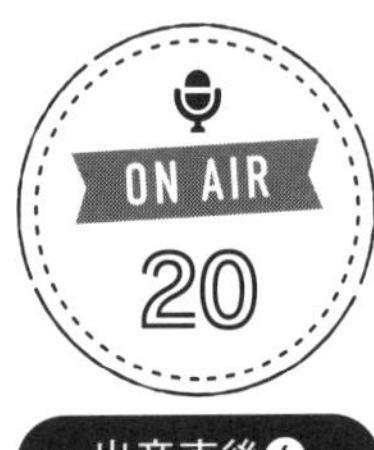

出産直後❹

お母さんになって1日目！これからが本番！

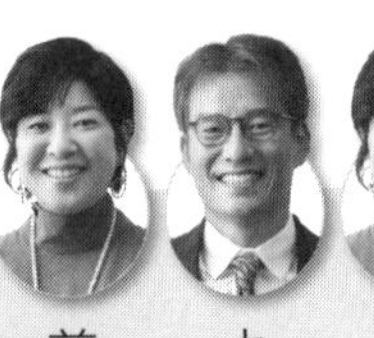

小松先生、こんにちは！　今日もよろしくお願いいたします。

よろしくお願いします。

前回は出産直後のカンガルーケアについてお話をうかがいました。
そして、聞いてびっくりしたんですが、
正常分娩だったら出産後４日間で、
帝王切開分娩でも術後６日間で退院するということでしたよね。

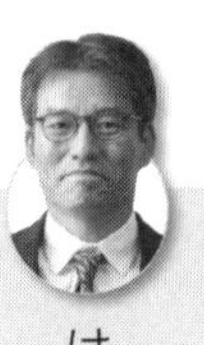

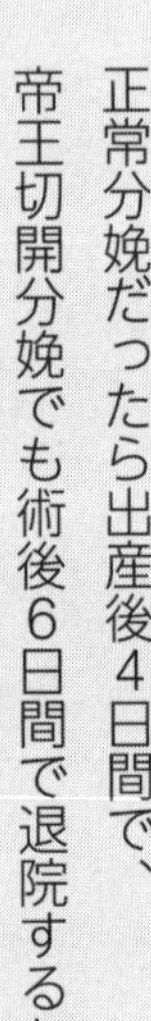

はい、貧血がひどかったり調子が悪ければ、

退院が延びることもありますけど、だいたい5~6日間の入院ですね。入院期間中に、お母さんはしっかりと体力を回復して、お家に帰ったら、ちゃんと赤ちゃんのお世話ができるように、いろいろやり方を覚えないといけませんから、かなり大変だと思います。

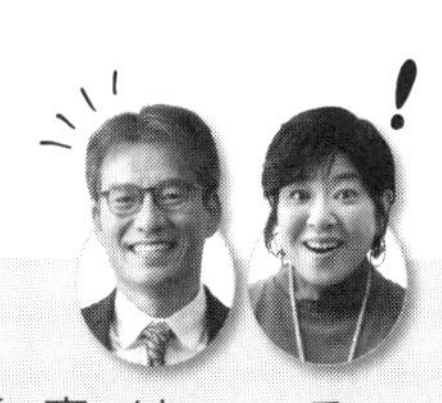

そうでした！　具体的に、1日目から何をするんですか？

はい。1日目はまず診察を受けてもらいます。産んだばかりの外陰部は腫れていて、痛くて動けないと思いますが、頑張って診察室まで来てもらって、**子宮の中にたくさんの血液や胎盤が残ってないかどうか、傷口がひどく腫れてないかなどを診察します。出血が多かった方は貧血になってないかどうか、採血もします。**

帝王切開の方も、午前中に背中に入っている硬膜外麻酔のカテーテルチューブを抜いて、

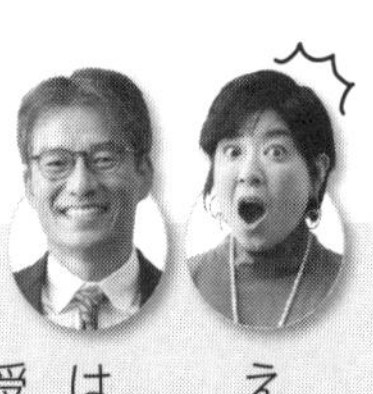

その後の痛みには鎮痛剤の内服に切り替えます。術後1日目にはゆっくりと歩いて、お手洗いに行ったり、授乳をはじめます。

えー、1日目から、動けましたっけ…？

はい。実際、おっぱいも少し張ってきますので、授乳をはじめないと大変なことになります。

経過などにもよりますが、きつくなければお産の翌日の1日目から、母児同室といって、赤ちゃんを自分の病室に連れ帰って、2～3時間おきの授乳をして、おむつを替えたりします。

会陰切開をした場合、数日間傷口が痛むと思いますが、**鎮痛剤や円座クッションなどを利用して**

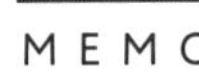

MEMO

帝王切開術当日から翌朝まで、術中に使用した、硬膜外麻酔を利用して痛みをおさえます

痛みを緩和しましょう。

生まれたばかりの赤ちゃんのお世話って、
慣れないうえに数時間ごとに授乳しないといけないので、
睡眠不足になってしまいますし、
赤ちゃんが泣いてしまうと、どうしたらいいのかわからなくて、
最初は、本当にとまどいました。

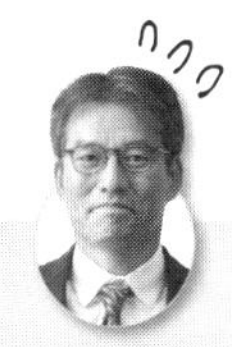

そうですよね。パニックになりそうですね。
次回、続きをお話ししましょう。

小松先生、ありがとうございました。

ありがとうございました。

出産直後❺

赤ちゃんとふたりきり！泣き始めた！　どうしたらいいの？

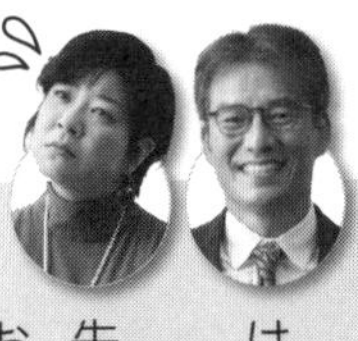
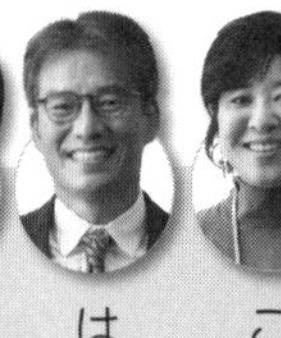

こんにちは！　いよいよ赤ちゃんのお世話がスタートしましたね！

はい、そうですね！

先生、出産後の産婦人科での過ごし方などについてお話をしていただいています。
母児同室は嬉しいんですが、ひとりで赤ちゃんのお世話をするとなると、最初はとまどって、大変ですよね。

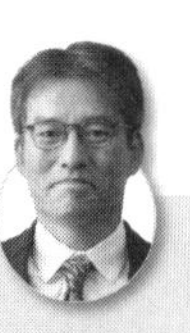

母児同室の場合、自分のベッドの横に

赤ちゃん用の小さな移動式のベッドを置くのですが、
お部屋に赤ちゃんとふたりきりになるので、
寝ている間は見ていて可愛いのですが、
泣き始めると、どうしていいのかわからなくなると思います。

とりあえず、おしっこやうんちでおむつが濡れてないかどうかを確認して、
大丈夫そうなら抱っこしましょう。
お口が乳首を探すような仕草をしてないかどうか、口元を触って確かめて、
ほしがるような仕草があれば、落ち着いておっぱいをあげてください。
だいたい、前回の授乳から3時間くらい経過していると
おっぱいが原因で泣いていることが多いのですが、
最初の頃は飲んだおっぱいの量が少なくて早くお腹が空いて泣きますので、
前回の授乳から1時間しか経ってないのに、
おっぱいをほしがる赤ちゃんもいます。

大泣きをすると、うまく哺乳できない場合が多いのですが、

あせらず授乳してあげましょう。
最初はスタッフがそばにいて哺乳の仕方を教えてくれるので、
安心してください。

それは心強いですね。

はい。夜は、赤ちゃんの泣き声で起こされて、
ゆっくり眠れないこともあります。
分娩の翌日と、2日目はまだ体力が回復していないので、
昼間は母児同室で、夜はベビーをスタッフに預けて、
ゆっくり休むお母さんも多いですよ。

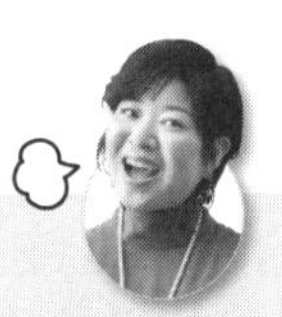

安心しました。
病院にいる間は、自分の体力を回復させることも大事ですよね～。

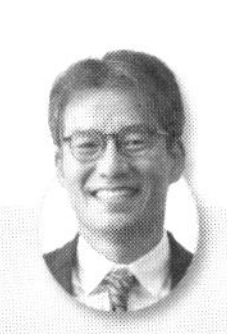

はい、そう思います。遠慮せずに、スタッフに相談してください。
それから、搾乳という方法もありますよ。
こはまさんはご存じだと思いますが、うまく哺乳できない場合は
お乳を絞って哺乳瓶で飲ませるんですが、これがなかなか大変みたいです。

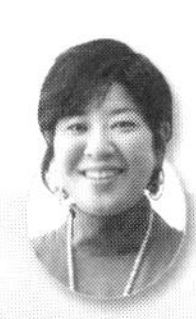

なんとなく、わかります。
次回、くわしくお話を聞かせてください！
小松先生、ありがとうございました。

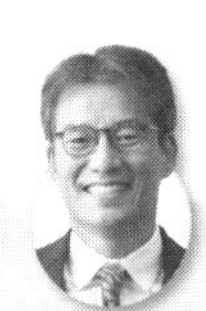

ありがとうございました。

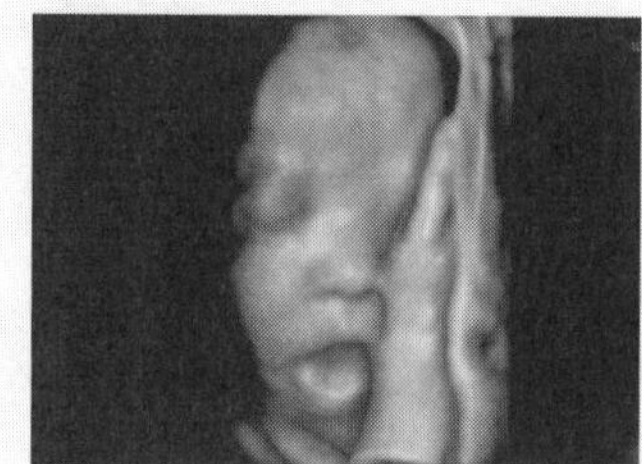

31週目のエコー写真

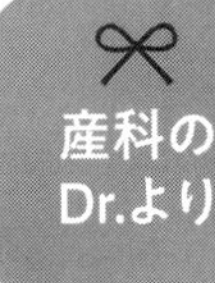

出産する時には、こんな処置があります

分娩時には様々なトラブルが発生します。起こりやすい事柄と、医師が介入する医療手技について、説明します。どんな状態が起きていて、どんな理由で、これから、どんな治療をするのか、前もって理解しておくと、不安も少なくなると思います。

［産道裂傷と会陰切開］

会陰（えいん）とは、腟と肛門の間の正中部分をいいます。子宮の出口がすべて開いて（全開大といいます）、赤ちゃんの頭が進んできて（降りてきて）、頭髪が見えて、いよいよ産まれるという状態で、会陰の伸びが悪くて硬いとなかなか頭が出てきませんし、逆に、勢いよく赤ちゃんが出てくると、この会陰を中心にして、腟壁や周辺の筋肉、皮膚組織が裂けてしまうことが多々あります。この裂傷を会陰裂傷、腟壁裂傷といいます。ひどい時は尿道口や肛門、直腸、あるいは膣の奥深くまで裂けてしまうことがあります。

「〝会陰裂傷や膣壁裂傷は経膣分娩には付き物〟と考えましょう」

特に、初めてのお産の場合にはたとえ会陰マッサージをしていても、会陰の伸展が悪いため、大きな赤ちゃんの場合や吸引分娩の際は裂けることが多いです。経産婦や赤ちゃんが小さい場合は裂けないこともありますが、裂けるか裂けないかは体質やいろんな条件に左右されます。

分娩の進行がなかなかできず一刻も早く赤ちゃんを出してあげる必要があると産婦人科医師が判断した時に、鉗子(かんし)分娩、吸引分娩など膣内に器具を入れて、頭を引っぱり出す医療行為を行います。その際に、赤ちゃんを出やすくするために会陰部を産婦人科医がはさみで2~3センチ切り広げる処置のことを会陰切開といいます。

会陰切開は、部分的に麻酔を注射して行いますが、麻酔をしなくても分娩時の痛みが強いため、切開の痛みを感じない人もいます。切開方法には、正中切開、正中側切開、側切開の3種類があります。

分娩終了後に、もう一度、子宮出口（頸管）や肛門内に裂傷がないか、子宮は収縮しているか、確認して終了します。

分娩直後のママトラブル～外陰部腟血腫（けっしゅ）

経腟分娩は、狭い産道を赤ちゃんの大きな頭や体が通ります。無事に産まれても、母体の産道は裂けていますので、産科医は気が休まることはありません。腟の奥が深く裂けてしまった場合は、狭い空間を手術専用のライト（無影灯）で照らしながら、どこまで裂けているのか、出血点がどこか、慎重に探しながら縫合修復していきます。

裂けていないところも安心できません。赤ちゃんが産まれる過程では表面の腟壁と骨盤の骨の間の皮下組織がズレて、いわゆる挫傷という状態で、皮下組織に存在する血管が破綻して、内出血して、そこに血液が溜まってしまうことがあります。これを血腫といって、大きなトラブルの一つです。だんだん大きくなってきて、痛みや貧血がひどくなります。小さな血腫の場合は、静脈麻酔でなんとか対応できますが、大きな血腫では輸血する必要があり、高次施設で対応していただく必要があります。

［吸引分娩、鉗子分娩］

赤ちゃんは産まれる直前、狭い産道を通る際、頭や臍帯を圧迫されるため、迷走神経反射により、徐脈になります。

赤ちゃんの脳への血流は心拍数に依存するため、心拍数を一定以上に保つ必要があり、母体に酸素マスクで酸素を投与したり、横向きに体位変換（右向きから、左向き、またはその逆を行います）して、工夫をします。

それでも徐脈が改善しない場合は急速遂娩といって、赤ちゃんの頭にやわらかいシリコンや金属でできたカップを付けて、陰圧を掛けカップあるいは金属の鉗子を頭に固定し、陣痛に合わせていきんでもらって、頭を引っぱり出します。頭が出たあとに体が出にくい場合は、母体のお腹を押すこともあります。

文字通り、〝押したり、引いたり〟して、赤ちゃんを出します。

［帝王切開術］

帝王切開は「予定帝王切開」と「緊急帝王切開」の2つに分けることができます。「予定帝王切開」は、陣痛前の診察や検査などから経腟分娩に適さないと判断され、前もって計画して行う帝王切開のことです。一方、「緊急帝王切開」は、経腟分娩を予定していたものの、妊娠経過中やお産の進行中に何らかの理由で経腟分娩が不可能と判断され、急いで行う帝王切開です。

予定帝王切開を行う理由には、逆子や双子（あるいは三つ子以上）、胎盤が子宮の出口をふさいでいる（前置胎盤といいます）、お母さんが以前に帝王切開やそれ以外の子宮の手術（たとえば、子宮筋腫を取る手術）を受けたことがある、お母さんの骨盤の大きさが胎児の大きさと比較して、相対的に骨盤が小さい（児頭骨盤不均衡）などが挙げられます（注）。また、お母さんに心臓や脳などの病気がある場合にも、帝王切開が予定されることがあります。

緊急帝王切開を行う理由で多いもののひとつは、妊娠中や分娩進行中に赤ちゃんの元気がなくなる（胎児機能不全）ことです。また、経腟分娩を目指して分娩が始まったものの、赤ちゃんの体が途中でひっかかってうまく降りられない場合にも、緊急帝王切開をすることがあります。また、お母さん側の理由で、緊急帝王切開が必要なこともあります。たとえば、帝王切開を予定していたものの、手術予定日より前に陣痛が来ると緊急帝王切開となります。子宮の出口にある胎盤（前置胎盤）から出血した場合も、急いで帝王切開を行う必要があります。重症の妊娠高血圧症候群（以前に、妊娠中毒症と呼ばれていた病気。血圧が１６０／１００ｍｍＨｇ以上）のために、お母さんの具合が急に悪くなったときにも緊急に帝王切開を行います。

（注）ごくまれに、逆子や双子、以前に帝王切開を受けた場合でも、帝王切開を行わずに自然分娩にチャレンジすることもありますが、胎児死亡や子宮破裂のリスクがあるので、お母さんや赤ちゃんの状態をよく診察・検査したうえで判断されます。くわしくは担当医にご相談ください

出産直後❻

出産後の授乳、搾乳、おむつ替え、沐浴

先生、前回まで、出産後の産婦人科での過ごし方などについて、聞いてきました。今回は、赤ちゃんのお世話の仕方など、具体的に教えてください！

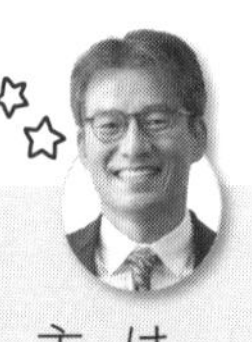

はい。産後指導といいますが、赤ちゃんのお世話の仕方について、主に助産師や看護師が、授乳、搾乳、おむつ替え、沐浴などを教えます。退院後、ひとりでお世話ができるよう、マスターしておきましょう。

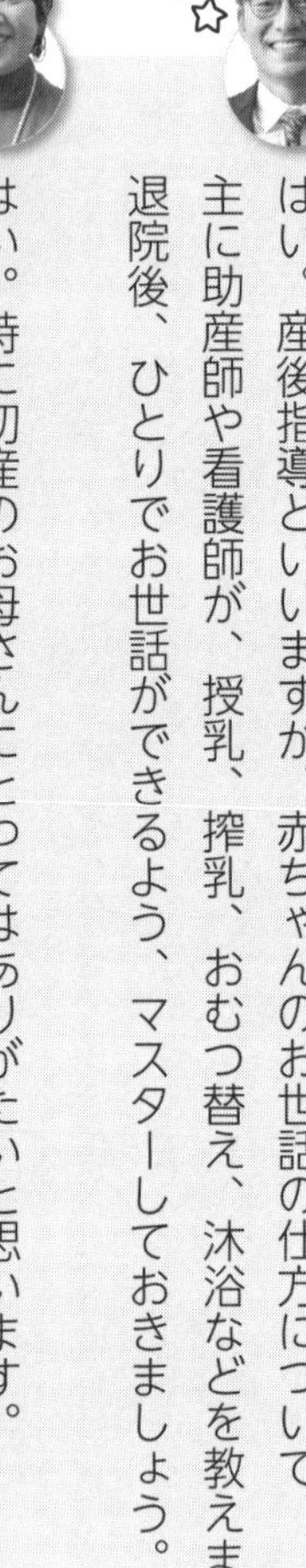

はい。特に初産のお母さんにとってはありがたいと思います。

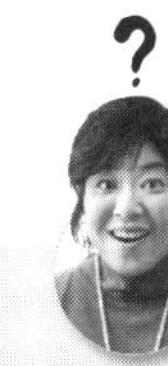
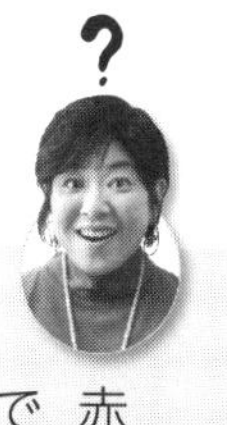

初産の方はもちろんですが、
すでに出産を経験されているお母さんにとっても、
忘れていたり、前のやり方とちょっと変わっていたりすることもあるので、
参考にしてください。

赤ちゃん情報は、どんどん変わっていきますもんね～！
では先生、何から始めましょうか？

授乳指導からいきましょう。
乳腺炎になったとか、うまく絞れない、赤ちゃんが飲んでくれないなど、
退院してからの相談の中で、授乳に関する悩み相談が最も多いです。
まず、赤ちゃんの抱っこの仕方から始めます。
「縦抱き」や「横抱き」などといいますが、
抱っこの仕方ひとつの違いで、授乳しやすい、
もしくは授乳しにくい、肩が凝る人などがでてきます。
大きな授乳クッションを使うとラクだという方もいます。

どれがいいかは
いろいろ試してみるといいですね。

初めての赤ちゃんの場合は
まだ十分に乳管が開口してないことも多く、
丁寧に乳首の処置を行います。
乳管が開通していないとお乳が溜まって、
乳腺炎のトラブルが出やすいので、処置は大切ですね。
また、**搾乳は、最初はうまくいかないと思いますが、**
慣れた助産師、看護師が手伝ってくれますので、ぜひ覚えて帰りましょう。
私も以前、見よう見まねでやってみたことはありますが、
とても無理でした。
私たち男性ドクターには、絶対できない、
指導できない、〝神〟領域です。

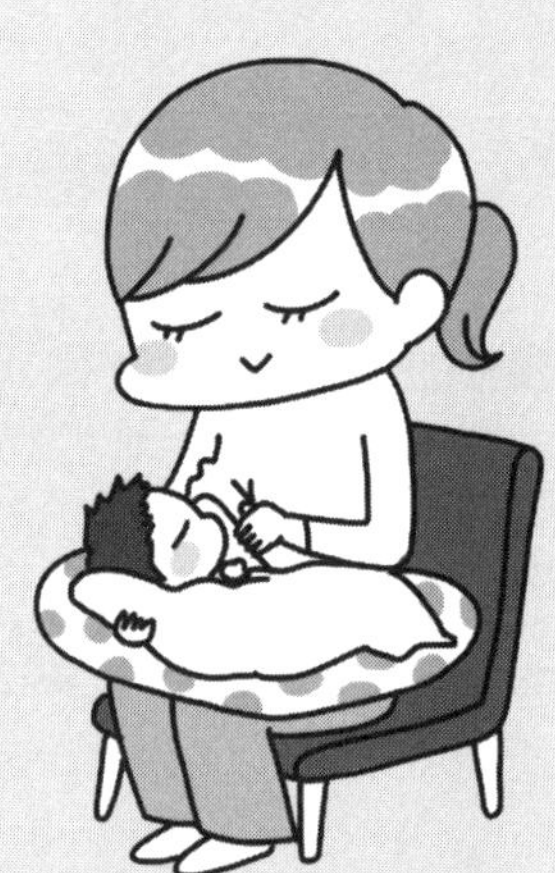

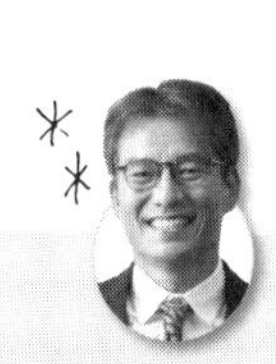

先生、母乳が出なくて悩んでいるお母さんも多いと思うんですが、「絶対に母乳でなくてはいけない」って思わなくていいですよね？

はい、もちろんです。

「母乳が一番」という母乳信仰が根強いのですが、気にしなくて大丈夫。

赤ちゃんの免疫や愛着のことを考えると母乳栄養がいいことは間違いないのですが、現実的には母乳だけではどうやっても足りない人もいますし、仕事に早く復帰しないといけなくて、授乳はやめたいという人や**ヒトT細胞白血病ウイルス（HTLV-1）**のキャリアーなど、母乳を与えてはいけない人もいます。

そういう人には、ミルク栄養をすすめています。

ミルクの場合はミルク乳業会社の販促社員の方に来ていただいて、ミルクの調乳の仕方や飲ませ方を、直接、指導してもらっています。

哺乳瓶の先端についているゴム乳首は「乳し」といいますが、

さまざまな形があって、赤ちゃんによって、飲みやすい、飲みにくいがあります。病院にはいろいろな「乳し」がありますので、入院期間中にいろいろ試して、最適な「乳し」を見つけられると安心ですね。他には搾乳器といって、お乳を搾乳する器械もありますが、それもメーカーによって違いがありますから、入院期間中にいろいろ使ってみてください。大事なことは、母乳が出ないといっても多少は出ていますし、出ている間は、愛着形成のためにお乳をあげましょう。足りなければミルクを足せばいいと思います。

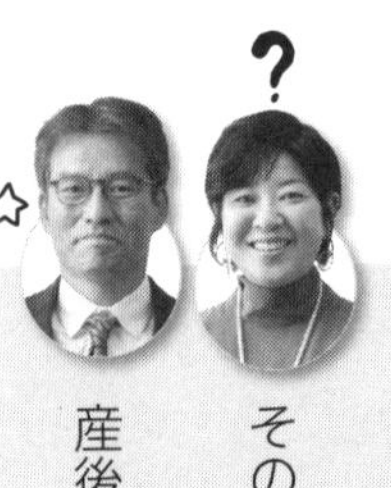

そのほかの入院中の指導はありますか？

産後指導では「おむつ替え」についても教えます。

紙おむつのあて方、お尻の拭き方、女の子は前から後ろに拭く、
できるだけ擦らないように拭くなどといったコツです。
赤ちゃんの大きさによって、いろんなサイズのおむつがありますが、
体重が２０００グラムくらいの小さい赤ちゃんだとおむつも小さくて、
洋服も小さくて、可愛いのですが、
４０００グラムを超えるような大きい赤ちゃんだと
足の付け根やお腹周りが大きくて、
普通のサイズのおむつは
入らないことがあります。

出産前におむつをたくさん準備していても、洋服もそうですが、
ぜんぜん使わないこともありますから、
ほどほどの準備で大丈夫です。

今は少なくなりましたが、
布おむつを希望の方はおっしゃっていただければ、
やり方をお教えしますよ。

入院中に先生や助産師さんから直接教えていただけるのは、本当に心強いです。ありがとうございました。

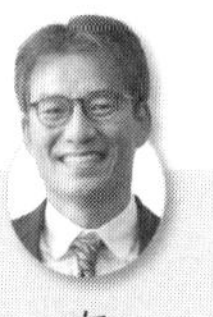

ありがとうございました。

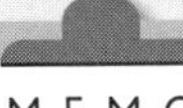

MEMO

ヒトT細胞白血病ウイルスとは成人T細胞白血病ATLや HTLV-1関連脊髄症の原因ウイルスです。主に、感染したリンパ球が含まれる母乳栄養による母子感染が有名です。九州沖縄地域に多いとされる風土病のひとつです。したがって、母乳感染を予防するために、このウイルスのキャリアー（ウイルスの存在は確認できても、まだ発症していない状態）の方の授乳は生後3か月間だけの短期母乳の後、人工ミルク栄養に切り替える方法や凍結解凍した母乳を与えれば感染予防できるとしていましたが、依然として感染例が報告されているため、現在では最初から、断乳し、人工ミルク栄養が推奨されています

沐浴

ちょっと緊張！赤ちゃんの初めての入浴時の注意点

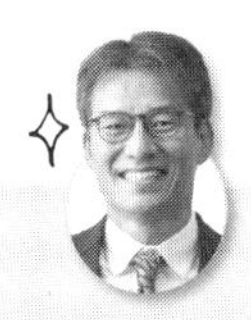

前回は、授乳やおむつの替え方など、産後指導についてお聞きしました。今回も赤ちゃんのお世話について、お話ししていただけますか？

はい、沐浴、つまりお風呂の指導についてお話ししますね。着替えの用意の仕方、沐浴の手順、沐浴後の肌の手入れや、おへその処置についても指導しますので、しっかり覚えて帰りましょう。

沐浴といえば、昔は出生直後にすぐに体を洗っていました。今は生後まもなくは呼吸や体温が不安定のため、原則、沐浴はしません。

生後1日目に沐浴することが多いです。

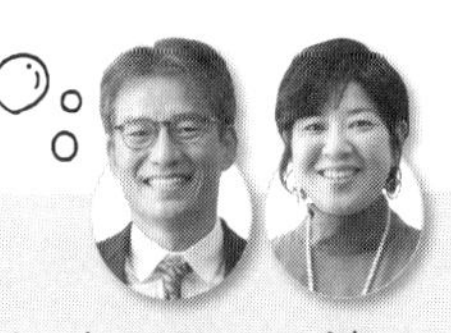

沐浴もだいぶん変わったのですか？

はい、**最近はスキンケアを重視していますね。**
人肌に温めたお湯を使うのは同じですが、
以前のように、固形石けんを泡立てて、布のガーゼでゴシゴシは洗いません。
弱酸性のベビー専用のボディシャンプーを使って、
手で泡立てて、優しく手洗いします。
顔、頭は皮脂成分が多いので、しっかり汚れを落とします。
汚れが溜まりやすい部分、首や脇のシワや耳の裏など、
股は垢（あか）やうんちがついているので、
皮膚を傷めないように優しく手洗いします。
最後は、眼や耳にお湯や泡が入らないように手で塞いで、
石けん成分が残らないように、しっかりと洗い落とします。

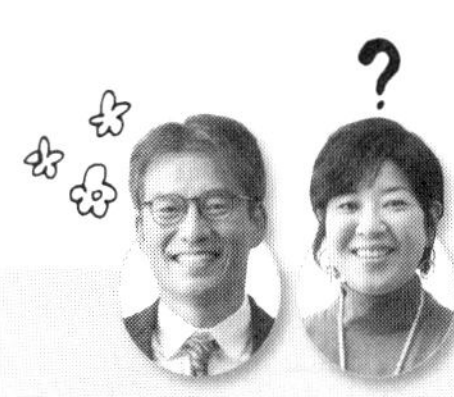

入浴後の保湿剤は必要ですか？

保湿クリームは皮膚を保護し、乾燥を防ぐので、
夏でも入浴後に塗ってください。
最近は新生児期のスキンケアが
アトピーや食物アレルギーの予防に有効だといわれています。
以前はワセリンをよく使っていましたが、
ベタベタするので、今はセラミドをすすめています。
また、皮膚が乾燥して、赤く湿疹ができてしまった時は
ヘパリン類似物質と呼ばれるヒルドイド外用薬や
弱い副腎皮質ホルモンの塗り薬を使います。
入院中に乳児湿疹が多い子もいますので、
気になるときはスタッフに相談して大丈夫ですよ！

入院生活

個室の場合の赤ちゃんとの過ごし方&大部屋にもメリットが

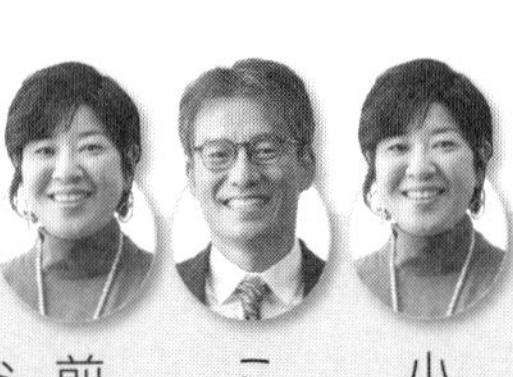

小松先生、こんにちは！　今回も楽しみです！

こんにちは！　お元気でしたか？

前回は、産後の入院中にお医者さんや助産師さんがお母さんに行う、赤ちゃんのお世話の仕方に関する産後指導についてお聞きしました。

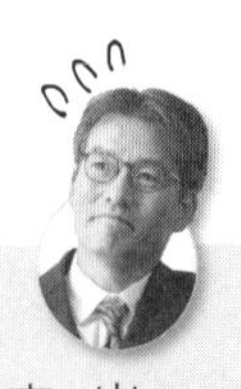

出産すると、お母さんはすぐに赤ちゃんのお世話に追われるようになります。

入院している間は、少なくとも家事からは解放されますので、
この期間にしっかりと体力を回復してほしいと思います。

とくに上のお子さんがいらっしゃる場合、
自宅に帰るとすぐに、その子の面倒も見ないといけなくなりますからね。

産院は、お母さんと赤ちゃんが同室か（＝母児同室）、
別室かの違いがあります。
最近は、母児同室の施設が多いと思います。
同室の場合、お母さんのベッドの横に赤ちゃんのベッドが置かれます。
赤ちゃんの泣き声に起こされてゆっくりと睡眠が取れないこともありますが、
赤ちゃんの様子を見ながらお世話ができるので、
退院までに赤ちゃんとの生活のリズムに慣れることができます。
別室の場合は、決まった時間に授乳などのお世話に、自分が出向きます。
その点、少しさみしいかもしれませんが、
お母さんは**しっかりと体力を回復することができます**。

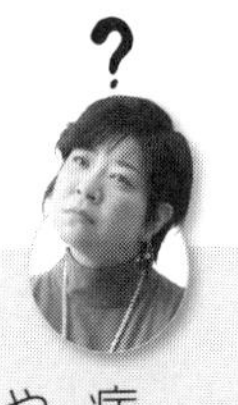

どちらがいいとか悪いとかではありませんので、
自分に合ったところを事前に調べておくといいと思います。

病院によってもいろいろと違いはあると思いますが、
やはり、産婦人科でも、大部屋と個室はありますよね？

そうですね。最近は個室だけのところもありますね。
産院で大部屋か個室か選べる場合は、
それぞれのメリット、デメリット、予算を考えて選びましょう。
入院した時の混み具合によっては、希望どおりにならないこともあります。

個室の場合は、自分のペースで過ごせるので、
産後の身体をゆっくり休めることができます。
また、家族や友達が面会に来た時も、
周囲に気兼ねをせずに過ごすことができるでしょう。

一方で、大部屋の場合は、同室の人たちと交流しやすく、**同じ時期に出産をしたお母さん同士、退院後も情報交換をしたり、悩みを相談し合ったりする**ことも少なくないようです。すでに出産を経験しているお母さんがいれば、育児のコツなんかも聞けますね。

こちらも自分に合ったほうを選ぶといいですね。小松先生ありがとうございました。

ありがとうございました。

産科のDr.より

入院中、赤ちゃんはどんなチェックをするの？

どこの病院でも、だいたい「ベビー担当係」というスタッフがいて、毎日赤ちゃんの状態を確認します。その観察項目は単に、体重や体温、呼吸数の測定だけでなく、前日のうんちやおしっこの回数、哺乳回数を確認し、頭から手足の先まで、多項目にわたって見落としがないように、系統的に観察します。

まず、元気かどうか、手足を動かしているか。全身の皮膚の色が健康的なピンク色をしているか、黄疸(おうだん)がひどくなっていないかどうか。

黄疸では眼球の白目の部分が黄色くなります（実際には経皮黄疸計といって、数値を測って、必要があれば、黄疸の治療を開始します）。

湿疹がないかどうか、〝とびひ〟、正式名称は伝染性膿痂疹(のうかしん)といいますが、吹き出物が全身に広がっていないか、沐浴の時にもチェックします。

頭は狭い産道をどうにかして進んできたせいで、多くの場合、産瘤と呼ばれるコブがありますが、それが大きくなっていないか。

呼吸音は正常かどうか、鼻が詰まってないか、呼吸が苦しそうでないか。

心臓の音はどうか、不整脈がないかどうか、雑音がないか。

お腹が張ってないか、腸の蠕動音が正常か。

手足などは酸素飽和度を測定し、手先や足先まで、きちんと酸素が行き渡っているかをモニタリングし、モロー反射、原始歩行、掌握反射など赤ちゃんに特有の原始反射も確認します。

とにかく異常がないか、毎日24時間、観察していますので、ご安心ください。

マタニティブルー1

家事も育児も、手を抜けるところは抜きましょう

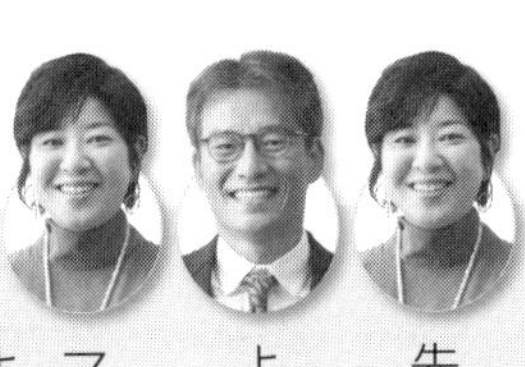

先生、こんにちは！　今回もよろしくお願いします。

よろしくお願いします。今日は、マタニティブルーについてお話しします。

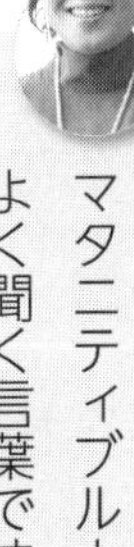

マタニティブルー！
よく聞く言葉ですが、先生、改めて解説をお願いします。

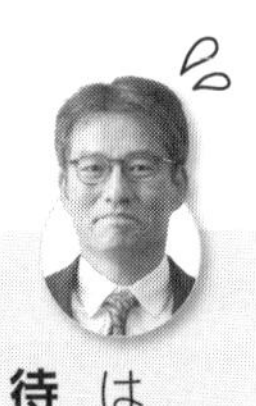

はい。お産が無事に終わって、ひと安心。
待ちに待った赤ちゃんにも会えてうれしくてたまらないはずなのに、育児に興味が出なかったり、なぜか涙があふれたり、イライラしたり、

眠れなくなってしまったりすることがあります。
産後2～3日目ごろから、産後1週間くらいまでの間に起こるこういった状態を**マタニティブルー**といいます。
難産の後や緊急帝王切開分娩後、早産した後に見られるため、燃え尽き症候群にも似ています。

マタニティブルーが起きるのは、
産後は生理的に急激なホルモン変化（女性ホルモンの減少）が起こっているためで、
症状が軽く気づかないケースもありますが、
ほとんどのお母さんが経験するともいわれています。
これは一過性の症状で、**時間が解決してくれますから、**
無理に前向きになる必要はありません。

ただ、気分が落ち込んだ時は、
それを誰かに話して気分転換することができるといいですね。

身体を休めることはとても重要ですから、頼れる人がいるのなら、授乳以外は人に任せて休んでください。母乳の人であれば、1回は粉ミルクにして、代わりにご主人や家族に飲ませてもらうだけでも数時間の睡眠が確保できますね。

食事や掃除も無理に頑張ろうとせず、手を抜けるところは抜きましょう。

いずれにしても、マタニティブルーは、ひどくなる前に相談しましょう。

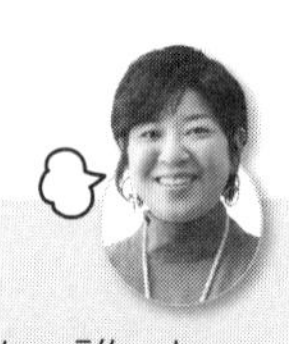

わかりました。

誰もがそういった症状になると思えば、ちょっと心が軽くなるかもしれませんね。

小松先生ありがとうございました。

ありがとうございました。

マタニティブルー②

マタニティブルーから、産後うつにならないために

小松先生、今回も元気にいきましょう！

わかりましたー！

前回はマタニティブルーについてお話をしていただきました。
マタニティブルーは、出産後のお母さんが、
急激なホルモン変化（女性ホルモンの減少）が原因で、
イライラしたり、眠れなくなったりするものということでしたよね。
ただ、これは誰もがなりうるものですし、
時間が解決してくれる、というお話でしたよね。

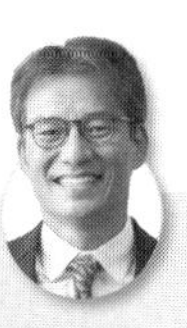

そうですね。マタニティブルーは、お父さんもなることがあります。
女性ホルモンが増える男性もいると聞きます。
仕事から家に帰って休もうと思っても、育児をしないといけませんので、
良い父親になろうとすると、「家でも休めない」と感じるかもしれません。
妻が赤ちゃんにつきっきりになるため、寂しさを感じることもあります。
男性のマタニティブルーの対処法は、
女性と同様、オフの時間や夫婦の時間をしっかりとることが大切です。
育休制度や時短勤務を活用して、ご夫婦で赤ちゃんの世話をしてあげましょう。

そうですね！

産後1週間ほどで症状が治まりますので心配しなくていいのですが、
なかなか治らず、**産後うつ**に発展してしまうケースもあります。
産後うつは、産後2～3週間から3か月くらいの間に
発症する場合が多いといわれています。

「うつ病」と同じように、不眠、憂鬱、物事に意欲的に取り組めない、すぐに疲れる、イライラしやすいなどの症状がずっと続くのが特徴です。

マタニティブルーが、産後1か月経っても改善されない場合は、病院や自治体の保健師さんに相談しましょう。

全員が対象ではありませんが、「赤ちゃん訪問」という、保健師さんが自宅を訪ねてくれるサービスを行っている自治体もありますので、問い合わせてみるのもいいですね。

赤ちゃんの成長のチェックをするサービスですが、ママの心の状態についても相談に乗ってくれます。

SOSを発信する事は決して恥ずかしくないのです。

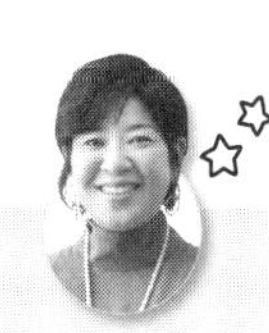

そうですね。自分が悪いんだ、と思ってためこまず、話ができる人や機関に、ぜひ相談してください。
小松先生、次回もよろしくお願いします！

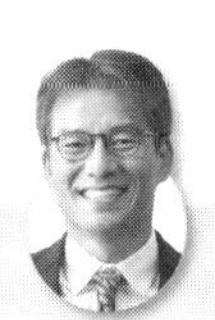

はい、わかりました！

お母さんのケア①

自分だけで家事も育児もやろうとしないで！　気晴らしも大切です

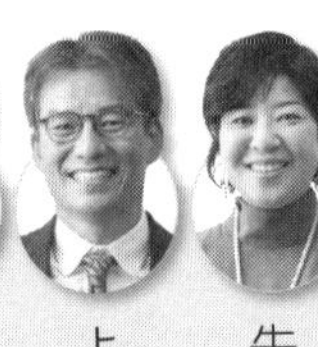

先生、今回もどうぞよろしくお願いいたします。

よろしくお願いします。

先生、今日はどんなお話ですか？

はい。前回、前々回は、マタニティブルーや、産後うつなどについてお話ししました。産後はどうしても女性ホルモンが減ってしまうので、様々な症状がいっぺんに現れます。

臨月　出産　**出産直後**　新生児　産後の体調管理

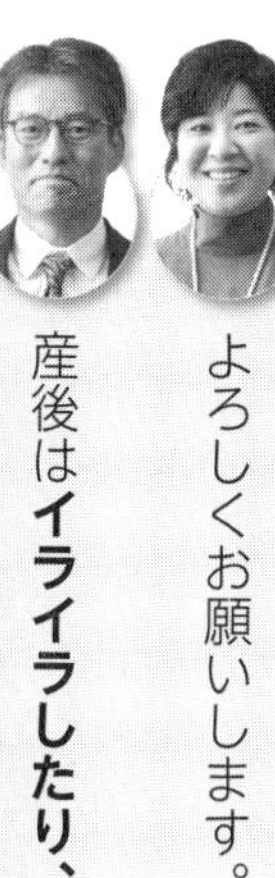

今日は、そういった症状や対処法についてお話しします。

よろしくお願いします。

産後は**イライラしたり、悲しくて涙が止まらなかったり、肌荒れ、抜け毛、不眠などの症状が現れます。**

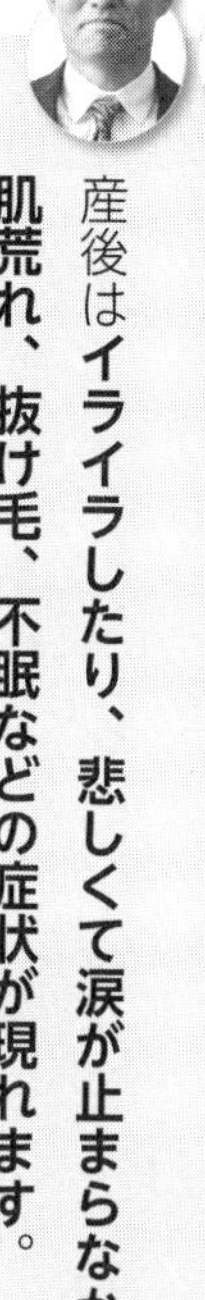

出産直後の育児でいろいろと不安な時に、体調が悪くなると、さらに悪循環に陥りそうですね。
どんなことに気をつけたらいいですか？

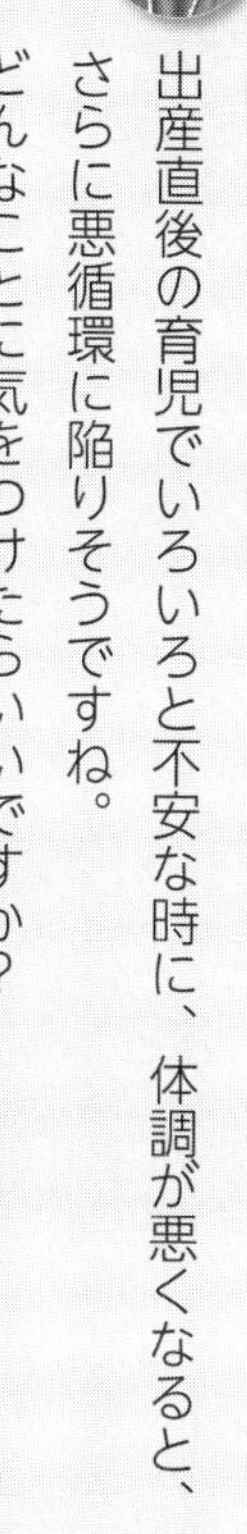

教科書的には、ホルモンのバランスを整えるには、質のよい睡眠をとる、生活リズムを整える、バランスのよい食事をとる、ストレスをためないようにすることが大事といわれていますが、
現実には育児がたいへんで、自分のことをいろいろ考えるヒマもないです。

困った時は助産師に相談する、
ご主人が家事をしたり、赤ちゃんを見ている時間に少しでも休む、
あるいは、ちょっと買い物などで外に出る、お散歩をしてみるなど、
気晴らしをしてみるのも大切ですね。

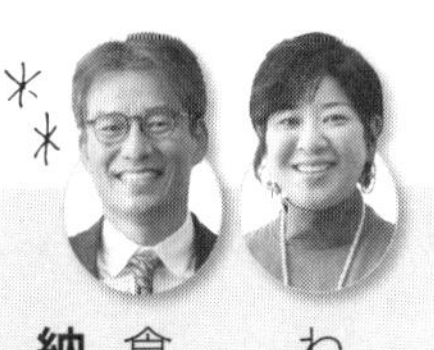

わかりました。他に気をつけることはありますか？

食事は大切ですね。
納豆や緑黄色野菜などに含まれる葉酸、
レバー、卵、シジミなどに含まれる鉄分、
そして、ビタミンC、タンパク質、カルシウムは積極的に摂りたい栄養素です。
特に、授乳はカロリーもたくさん消費しますので、
栄養バランスと水分補給を考えて、食事をとりたいですね。

でも、実際には食事のことは考えたくもないし、作りたくもない、

という時もあると思いますので、
ご主人やほかのご家族が担当するのがいいですね。
食材の宅配サービスを利用してもいいですよ！
足りない栄養素は、妊娠中飲んでいたサプリメントが、
産後もやっぱり有効ですので、ぜひ継続して飲んでみてください。

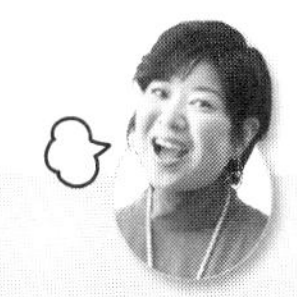

そうですね。
頼れる人がいたら、ムリせず助けてもらうのがいちばんですね。
小松先生、次回もためになるお話、よろしくお願いします！

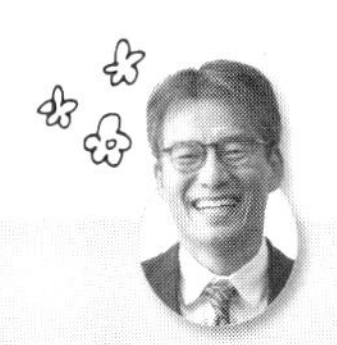

お楽しみに！

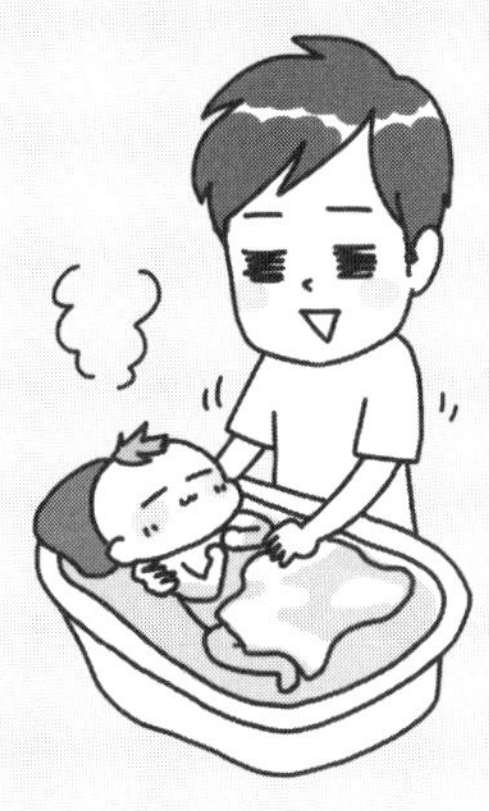

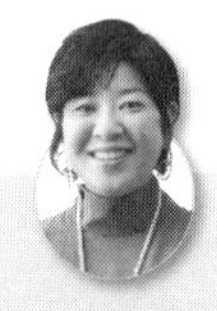

お母さんのケア❷

育児サービス、家事サービスも、あなたを助けてくれます

前回は、出産直後のお母さんの身体やメンタルの悩みなどについてお話を伺いました。産後は、女性ホルモンがいっぺんに減るので、イライラ、涙もろい、肌荒れ、抜け毛、不眠など、様々な症状が現れるということでしたね。

自分の身体の変化で大変な時期に、授乳やおむつ替え、お風呂、そのほかの育児のいろいろで悩むことも多いので、頼れる人がいたらやってもらって、ムリをせずに生活することがいちばん大切ですよとお伝えしましたが、

臨月
出産
出産直後
新生児
産後の体調管理

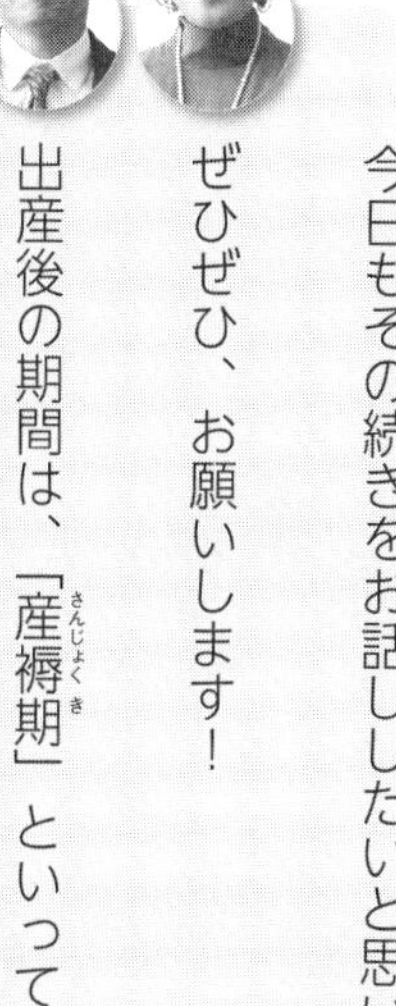

今日もその続きをお話ししたいと思います。

ぜひぜひ、お願いします！

出産後の期間は、「産褥期（さんじょくき）」といって、
だいたい**6週間から8週間かけて、妊娠、出産によって変化したお母さんの身体が妊娠前の状態にゆっくり戻っていく期間**です。
この産褥の「褥」という難しい漢字は、別名、「しとね」といいます。
敷物、布団という古い意味がありますが、
昔は、出産直後のお母さんは、布団を敷きっぱなしにして横になることで、
傷がくっついて、子宮が元に戻るように、
身体をしっかり休める必要があるといわれて、この字が使われてきました。

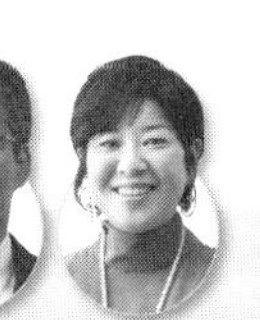

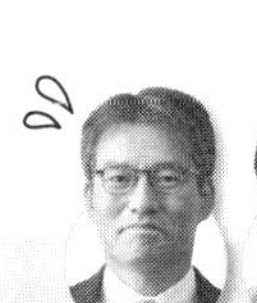

はい、聞いたことがあります。

今は、**産後、横になって寝続けることは、**

深部静脈血栓症など大きなトラブルが起きてしまうことがわかっていますから
ひどい貧血でもなくて、特別疲れてもなければ、
ずーっと寝ている必要はありません。
激しいスポーツはもちろん控えたほうがいいですが、
赤ちゃんを見てもらっている間、
お散歩したり、家事をしたり、軽く身体を動かしても大丈夫です。

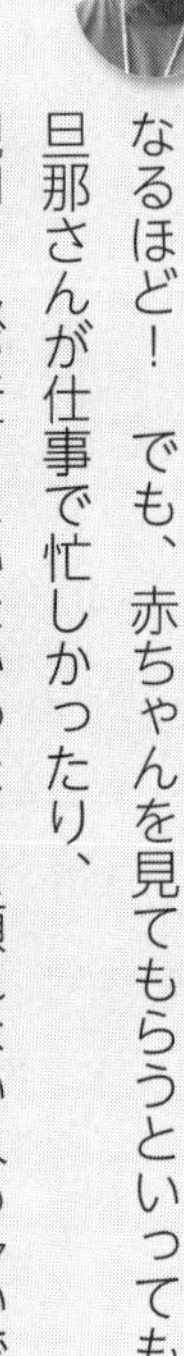

なるほど！　でも、赤ちゃんを見てもらうといっても、
旦那さんが仕事で忙しかったり、
親御さんが近くにいなかったりと頼れない人も多いですよね…。

つい最近までコロナ禍で実家に帰れなくて、身近に親戚知人もいなくて、
たった一人で育児をしないといけないというケースもありましたよね。
そういった方は最近は、当院でも行っていますが、
ショートステイや**デイケア**など、

産後ケア施設やデイサービスをぜひ利用してみましょう。
育児、家事それぞれを支える民間や各自治体の
訪問支援型「家事代行」「ベビーシッター」などもあるようです。
有料ですが、**費用は一部補助がでる場合もあります**ので、
ぜひ、検討してみてください。

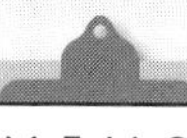

MEMO

産後ケア
デイケア＆ショートケア

出産して、退院した後は自宅に帰って休む間もなく、育児に奮闘しないといけませんが、お母さんにも、心身ともにゆっくり休む時間が必要です。このため、授乳や沐浴などのアドバイス、育児相談、体調の回復など、母子に対して、産後ケアを提供する施設が増えてきました。

下記に、福岡市の産後ケア事業の一例を示しますが、出産後の心身の不調や育児の不安がある方を対象に、医療機関や助産所などでサポートしています。

★ショートステイ（宿泊）

1日6000円の場合、半額3000円を負担

★デイケア（日帰り）

1日4000円の場合、半額2000円を負担

★アウトリーチ（訪問サービス）

1日2000円の場合、1500円を負担

当院ではショートステイ、デイケアの両方を提供していますが、とても人気が高くて、常に、1ヶ月先まで、予約がいっぱいです。ぜひ、ご利用ください

お母さんのケア③

〝産後プラン〟も、よーく考えておくことが大切！

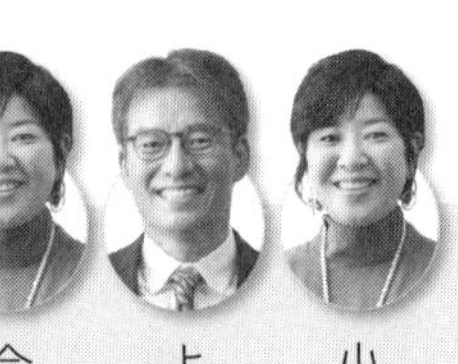

小松先生、今回もよろしくお願いいたします。

よろしくお願いします。

今日はどんなお話ですかー？

はい。これまで、出産直後のお母さんは、体調を整えるためにも、時にはゆっくり身体を休めてましょう、というお話をしてきましたが、産後、どのように育児するかのプランを、ご主人、家族と話しておくことも重要です、というお話です。
どんな出産をしたいかを考える「バースプラン」に関しては知っている人が多いのですが、
産後の生活を具体的にイメージしている人は案外少ないので、最近は妊娠中から、「産後のプラン」も考えてもらうようにしています。

たしかに、産後の生活に関しての具体的なプランって考えていないかもしれない…。

そうなんです。特に、一人目の妊娠の場合は妊娠やお産のことで頭がいっぱいで、産後のことはあんまり考えられないと思います。

たとえば、料理、掃除、洗濯、買い物などの家事の分担、上のお子さんの保育園や幼稚園、小学校への送迎は誰がするのか、といった感じですかね？

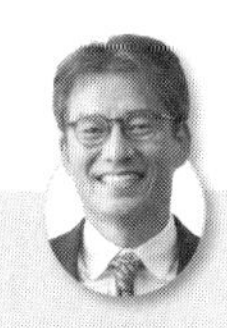

あまり細かく決めても、実際はその通りにはいかないので、
なんとなくでいいです。
軽く想像するだけで心の準備ができると思いますので、
ご主人や家族に相談してみるといいですね。
それから、里帰り出産すると、両親からの長期間のサポートが期待できますが、
両親の体調が悪かったりすると、ドタバタしてしまいます。
長期間の帰省は父親が育児に参加するきっかけを失いがちですし、
メリット、デメリットを、時間がある時に考えてみてください。

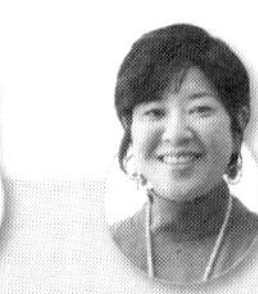

そうですね。
それぞれの家庭にあったプランを立てておくといいですね。

ぜひ、実行してみてください！

Q

母乳って、産んだらすぐ出るものですか？

A

いえいえ、最初から、たくさん母乳が出るわけではありません。とくに初めてのお産直後では滲む程度です。それでも、赤ちゃんがおっぱいを咥え、吸うという刺激により、脳内の下垂体から〝プロラクチン〟と〝オキシトシン〟というホルモンがたくさん分泌されるようになるため、初めは母乳が出にくくても、赤ちゃんに乳首を吸ってもらうことで、だんだん出てきます。ちなみに、オキシトシンは子宮収縮作用があり、陣痛促進剤として使用されるほか、産後は子宮の回復を促し、また最近では幸福感をもたらす〝幸せホルモン〟の一つとして、注目されていますね。

Q

乳房、乳首が張って痛いです。どうしたらいいですか？

A

産後は四六時中、休むことなく、乳汁の産生が続きますので、乳汁産生量が多い場合や、赤ちゃんがうまく飲んでくれない場合、哺乳量が少ない場合、乳管が一部詰まりやすい場合などでは、すぐに乳房全体あるいは乳房の一部が過度に張って、炎症を起こすことがあります。

解決法は原因別に異なりますが、まず授乳量を増やす、余分な乳汁は搾乳を覚えて蓄える、もしくは廃棄する、抗炎症作用を有する葛根湯や鎮痛剤などを服用する、感染があれば抗生剤をきちんと内服することなどを提案しています。

母乳は血液から産生されます。乳脂肪分の多い食事は乳汁がうっ滞しやすく、乳腺炎を起こしやすいといわれていますが、無関係という研究報告もあります。

また、乳首の痛みや炎症はひどくなりますので、些細なことでもスタッフにご相談ください。

詳しくは、第5章「ＯＮ ＡＩＲ 45」をご参照ください。

第4章

乳児の育児不安、いっしょに解決しましょう！

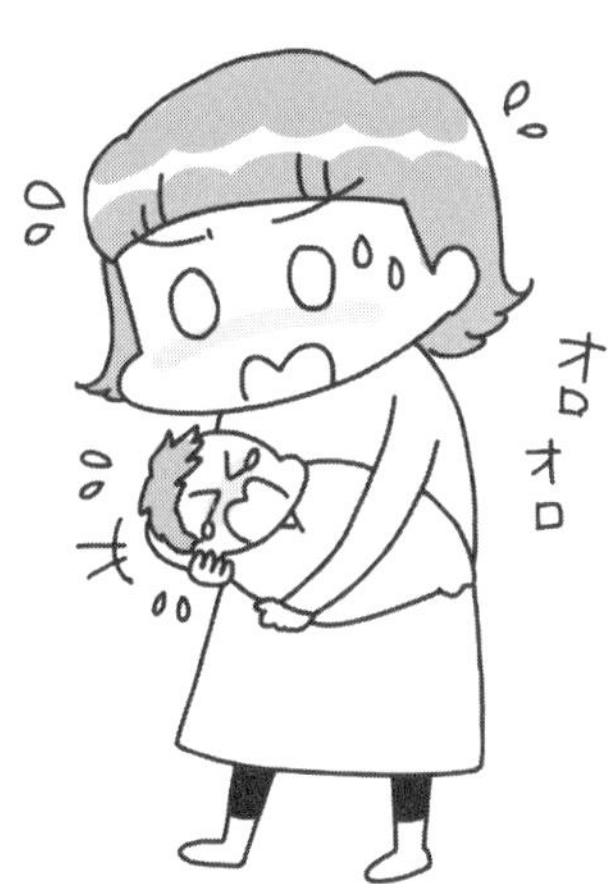

湿疹

赤ちゃんの湿疹に、お薬を塗っても大丈夫？

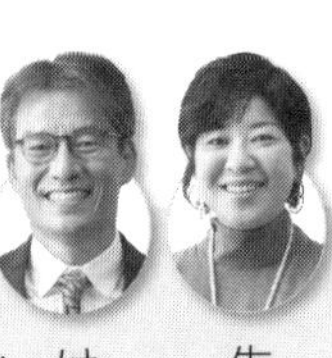

先生、今日はどんなお話でしょうか？

はい、乳児を育てるお母さん方からよく聞かれる質問やお悩みについて、いくつかピックアップしてお答えできればと思います。

それはみなさん聞きたいと思います！　ありがたいです。

まず、よくあるのは、赤ちゃんの湿疹ですね。

産まれてから1か月くらいまでの赤ちゃんの肌は、皮脂の分泌が盛んなので、

顔、首を中心に湿疹が出やすいのです。
大人でいえばニキビみたいなものですから、
ベビー用の弱酸性の石けんをしっかり泡立てて、
こすらないように、
やさしく手で洗ってあげましょう。
また石けん成分が残らないように、
しっかり洗い流してください。
これだけで、
お肌はすべすべになることが多いです。

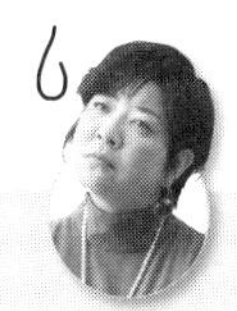

私の経験ですと、お尻まわりの湿疹が
ひどかった記憶がありますが。

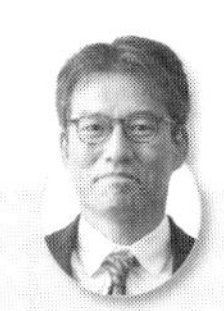

はい、お尻はおむつで蒸れたりして、
どうしても皮膚がかぶれやすいですね。
お尻もこすらないように洗ってあげていると

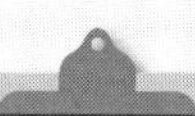

MEMO

ベビー石けんの選び方

石けんは通常、弱酸性でなく、弱アルカリ性です。石けん以外は、「ソープレスソープ」と呼ばれ、石けんではありません。汚れの多くは酸性なので、たとえば無添加の弱アルカリ性石けんの方が泡切れも良く、すっきりと洗い流すことができ、良さそうに思いますが、実際に使ってみると、ベビーにはベビー用の弱酸性のソープがいいようです。いろいろな製品があり、どれを選んだらよいか悩むかもしれません。スタッフにご相談ください

自然に治ることが多いですが、
ジクジクして湿疹が治らない場合は、
亜鉛華軟膏や弱いステロイドの軟膏を塗ってみましょう。

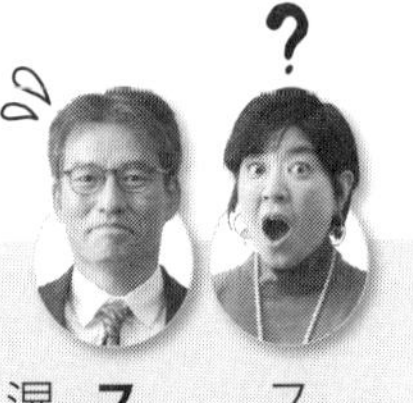

ステロイド軟膏と聞くと、アトピーなどには大丈夫でしょうか？

ステロイドは、赤ちゃん用の弱い成分のものを選んでください。
湿疹の箇所のみに塗ってくださいね。
すぐに治りますので、副作用を心配する必要はありません。
むしろ、皮膚がただれて汁が出てくると、
全身にトビヒしたり、お尻のまわりに膿が溜まることもあるので、
早めに治したほうがいいと思います。
全身の湿疹はアトピー性皮膚炎のことがあります。

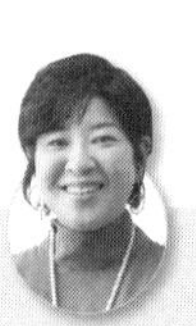

わかりました。ほかにも、先生がよく聞かれる質問ってありますか？

臨月
出産
出産直後
新生児
産後の体調管理

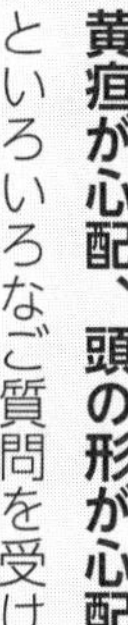

そうですね。
黄疸が心配、頭の形が心配、アザが心配、おへそが心配…
といろいろなご質問を受けます。

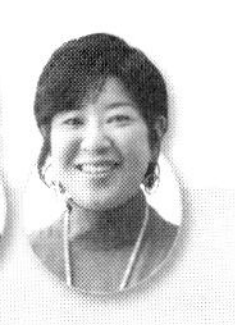

たくさん心配事がありますね。

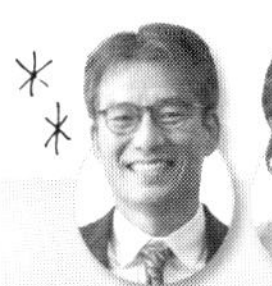

はい、たくさんありますね。
次回、お話ししましょうね。

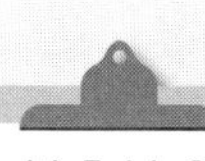

MEMO

乳児湿疹は洗い方を変えたり、保湿剤と弱いステロイド剤を早めに塗布すると劇的によくなります。「ステロイド薬はぜったい使いたくない！」というご意見の方もいますが、乳児湿疹を放置するとひどくなって、アトピー性皮膚炎に移行する恐れもあります。ご両親がアトピー性皮膚炎でお悩みの場合には専門の小児皮膚科医をご紹介しますので、しっかりと対処していきましょう

黄疸

安心していい黄疸、治療が必要な黄疸の違いとは

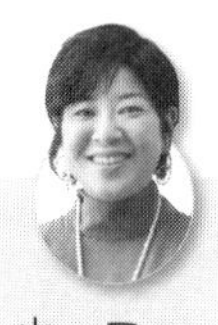

こんにちは、こはまもとこです。
小松先生、今回もよくある質問についてお話ししてくださるとのこと！
よろしくお願いいいたします。

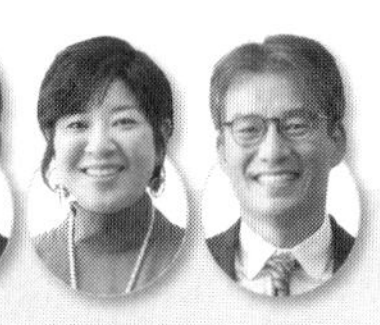

よろしくお願いいします。

先生、今日は黄疸についてのお話でしたよね。

はい、そうでしたね。
もともと赤ちゃんは、生理的黄疸といって、

臨月 出産 出産直後 新生児 産後の体調管理

生まれてから1週間くらいまでは黄疸が出るのが普通です。
ほとんどの子は、何もしなくても黄疸はよくなっていきますが、
ひどくなってくると、ぐったりしてお乳を飲まなくなるし、
耳の聴こえが悪くなったりしますので、
ひどくなる前に、きちんと治療をする必要があります。
特に**生後2～3日目の黄疸は大きな病気の可能性もあるので、採血をして、しっかり調べてから、治療をします。**

黄疸は、どのように検査するのでしょうか？

はい、黄疸の程度は肌や白眼の具合でなんとなくわかりますが、
皮膚の色や、貧血の反対で血が濃い多血などがあると、
見た目ではわかりませんので、
実際には、経皮黄疸計という機械をおでこに当てて
検査することが一般的です。
黄疸の数値が基準を超えていたり、活気がない場合は、

光線療法といって、
保育器の中で特殊な波長の光を身体に当てる治療を行います。
だいたい24時間光を当てると、
黄疸の原因物質が排泄されて、黄疸が引いてきて、
哺乳もグングン良くなります。

退院しても黄疸の検査をした記憶がありますが…。

はい、実は退院後も黄疸が強くなってくることがあります。
一つは光線療法の治療の数日後、黄疸がリバウンドする場合と、
もう一つはいわゆる**母乳性黄疸**といって、
母乳メインの哺乳をすると黄疸が目立ってくることがあります。
母乳性黄疸はだんだんと薄くなってきますが、
1か月健診くらいでもまだまだ黄色い顔をしていたり、
白眼が黄色かったりします。

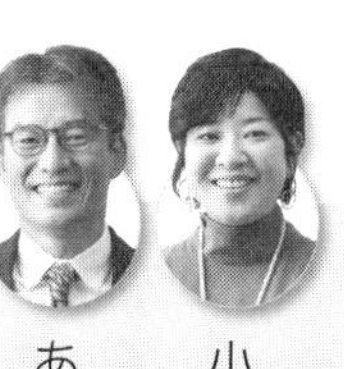

この**母乳性黄疸は病気ではないので心配いりません**が、ごくまれに、胆道系の病気が見つかることもありますので、生後2か月時の予防接種のときなどに、小児科医に診てもらってください。次回も、よくある質問についてお答えしたいと思います。

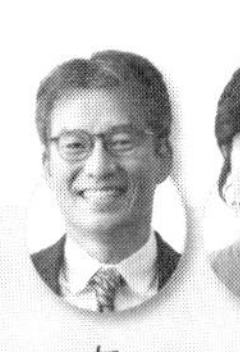

小松先生、ありがとうございました。

ありがとうございました。

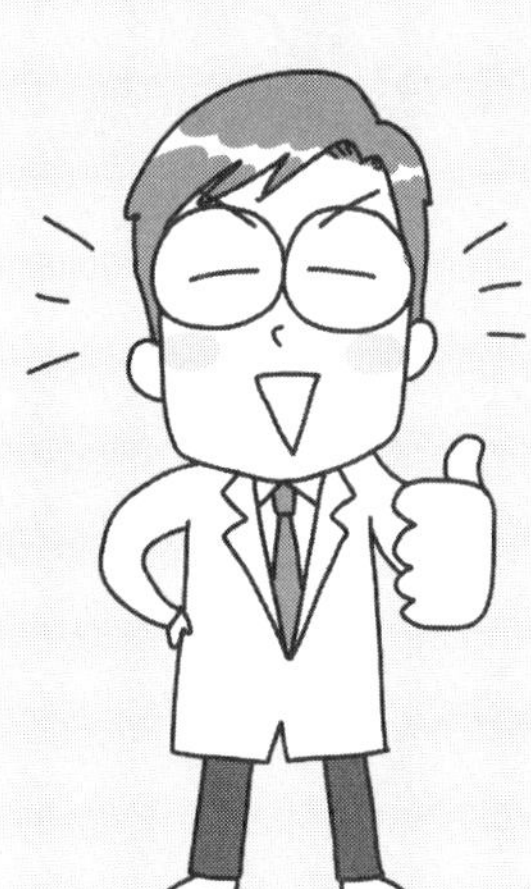

哺乳

母乳をあげたあとすぐに泣くのは、母乳が足りていない証拠？

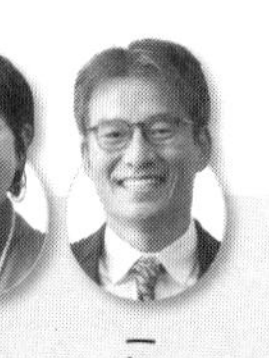
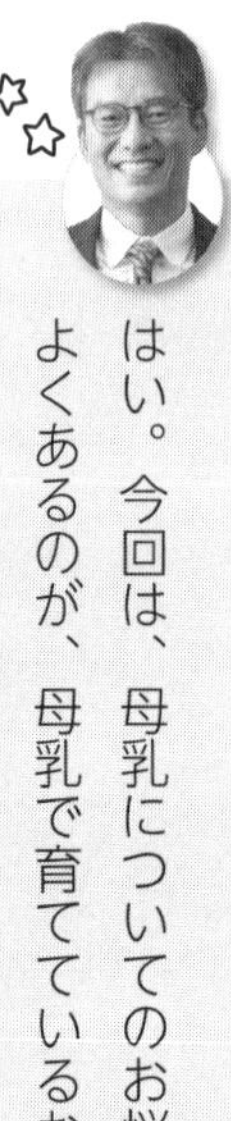

こんにちは、こはまもとこです。
小松先生、本日もよろしくお願いします！

こちらこそ、よろしくお願いします！

先生、今回はどんなお悩みについて答えていただけますでしょうか。

はい。今回は、母乳についてのお悩みです。悩んでいる人は多いですね。
よくあるのが、母乳で育てているお母さんで、
「母乳がちゃんと足りているのか不安」だと

相談される方が多いです。
通常、退院したあと1週間〜2週間の間、
定期的に体重の増え方や母乳の出具合をチェックし、
適切に指導をしますので、あまり神経質になる必要はありませんよ。

昨日も1か月健診をしましたが、みなさん順調に育っていました。
1日30グラムぐらい体重増加すれば問題ないのですが、
昨日はたまたま1日80グラム増えている赤ちゃんがいて、びっくりしました。

目安として、赤ちゃんのおしっこが1日10回くらい出ていれば、
水分は足りていると考えられます。
「母乳を飲ませ終わった直後から赤ちゃんが泣くのは母乳が足りていない証拠」
ともいいますが、必ずしもそうとは限りません。
単に「お母さんのおっぱいが好き」なだけかもしれません。
ただ、1回の授乳に左右合わせて30分以上かかったり、
寝てもすぐ泣きはじめる時は、

母乳が足りていないことがありますので、
そんな時は、ちょっとミルクを足してあげるといいでしょう。

わかりました。

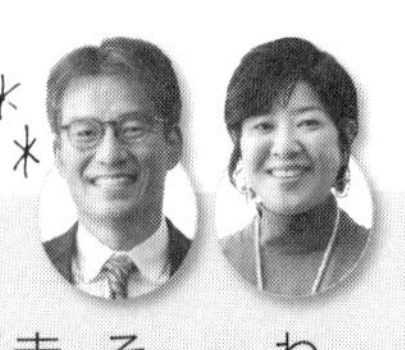

それから、母乳やミルクを吐いてしまうというお悩みも、よくあります。
赤ちゃんはまだ体が小さく、
お腹がいっぱいになると、母乳やミルクが食道の方に逆流しやすく、
吐きやすい体の構造になっています。
また、**飲むときに空気も飲みこみやすい赤ちゃんや、**
げっぷが下手な赤ちゃんは、
お腹が空気でパンパンになって、余計に吐きやすくなります。
吐いた後、本人がケロッとしていれば問題ないことが多いです。
前回もお話ししましたが、いずれにしても目安ですので、
心配なことがあったら、迷わずかかりつけ医に相談してほしいと思います。

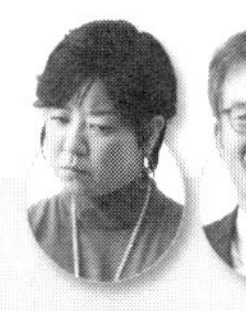
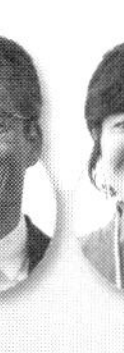
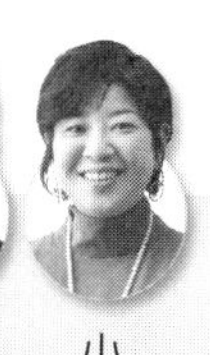

ねんね①

赤ちゃんがなかなか寝てくれません…

小松先生、こんにちは！

こんにちは！　今回もよろしくお願いします。

今日は、「赤ちゃんがなかなか寝てくれない」というお悩みです。
たしかに、ある程度は仕方ないとは思うんですけど、
夜も全然寝てくれないとなると、
お母さんやお父さんも疲れがたまってしまいますよね。
それにそもそも、そんなに寝ないとなると、
赤ちゃん自体は大丈夫なのか、そこもちょっと心配、

という方もいらっしゃるようですね。

まず、**体内時計（サーカディアンリズム）**について、簡単に説明しますね。

はい、名前だけは聞いたことがあります。

地球上のすべての生物はこの体内時計を持っていて、体温や血圧、睡眠時間を調節しています。

人間の場合、このサーカディアンリズムは25時間といわれ、**1日の24時間より1時間長いので、少しずつ夜型に移行しやすい**んですが、太陽の光や生活習慣、食事、運動などで、24時間周期へとリズムがリセットされているんですね。

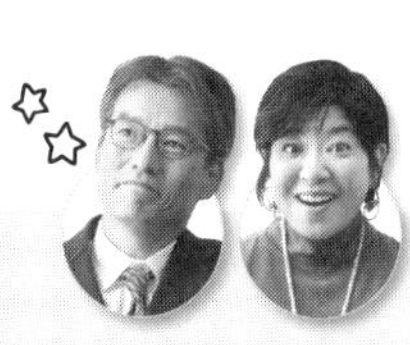

そうなんですね〜！

睡眠にはメラトニンとセロトニンという
ホルモンの分泌が大きく関わっています。
メラトニンは別名、睡眠ホルモンと呼ばれ、
夜、暗くなっている時に分泌されます。
メラトニンの分泌が少ないと、寝つきが悪くなったり、途中で目が覚めたり、
睡眠障害を起こしやすいといわれています。
一方、セロトニンは太陽の光を浴びると分泌が増えます。
セロトニンは精神安定作用がありますので、
不足すると気分や感情の変調をきたして、うつ状態になることがあります。

つまり、**朝しっかりと太陽の光を浴びて、**
規則正しい生活をすることが大事ということですね。
今日はここまで。
次回は赤ちゃんの睡眠リズムについて、お話しします。

ねんね❷

生まれたばかりの赤ちゃんは、体内時計がまだ働いていない

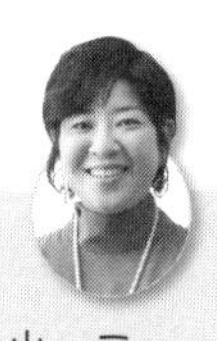

こんにちは！
小松先生、今日もよろしくお願いいたします。

よろしくお願いします。

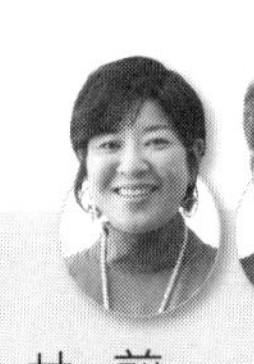

前回は体内時計、
サーカディアンリズムと睡眠のことについてお伺いしました。

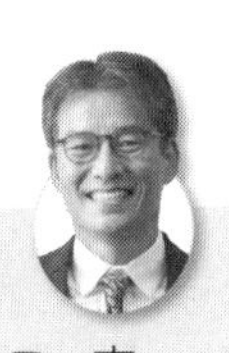

赤ちゃんの睡眠リズムにも、
このサーカディアンリズムが関係しているといわれています。

お腹の中にいる時は睡眠ホルモンのメラトニンが
母親から胎盤に移行するため
赤ちゃんの体内時計は、私たち大人と同様に調節されていますが、
産まれたばかりの赤ちゃんは、
体内時計がうまく働いていないので、昼と夜の区別がつかず、
ひたすら睡眠、哺乳、排泄をくり返します。
1～2時間の覚醒と1～4時間の睡眠が交互にくり返されるので、
1日合計16時間は寝るし、
なかには20時間も寝ているという赤ちゃんもいるようです。
ですから、あまり寝ないからといって、病気ではありません。
よく寝る赤ちゃんもいれば、眠りが浅い赤ちゃんもいて、
これも個性の一つといえます。

生後3か月になると睡眠時間は14時間と短くなり、
夜もまとめて眠るようになるので、夜間の授乳回数も減ります。
生後6か月になると睡眠時間は合計13時間になって、昼夜の区別が始まります。

夜は6～8時間連続してまとめて睡眠し、昼はお昼寝をします。
お母さんが少しラクになる時期ですね。
ただし、なかには夜泣きが始まることもあります。

なるほど。新生児の場合は、あまり寝なくても、
赤ちゃんにはそんなに影響はないということですね。
とはいっても、やはり、お母さん、お父さんは大変ですよね。

そう思います。
これといった画期的な方法があるわけではないのですが、
それでもちょっとしたコツがありますので、次回ご紹介しますね。

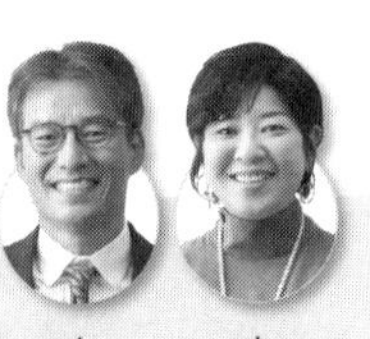

よろしくお願いします。小松先生、ありがとうございました。

ありがとうございました。

ねんね③

「うちの子寝てくれない、だれか助けて！」という人のために

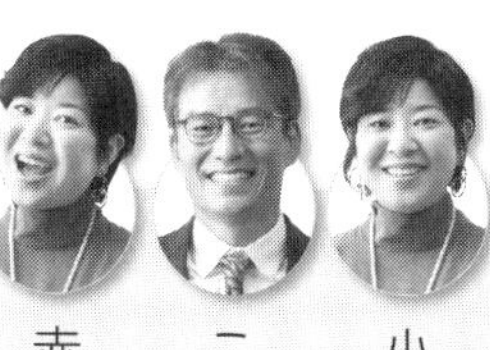

小松先生、こんにちは！

こんにちは！

赤ちゃんの睡眠にも個人差があって、あまり寝ないからといって、赤ちゃんが病気ではないということでしたね。
寝てくれないと、お母さん、お父さんにも疲れがたまってしまいますから、できればちゃんと寝てほしい！
ということで、今日はその解決策について教えてください！

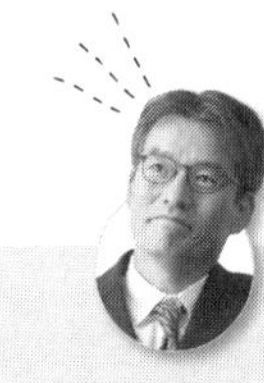

はい。とはいえ、これっ！　という画期的な方法があるわけではないんです。
大人の睡眠障害の治療と同じで、
サーカディアンリズムの同調因子といって、
太陽の光、食事、運動、生活習慣に気をつけると解決するかもしれません。

まず、**おむつ替えの時に足を動かします。**
ベビーストレッチですね。
血行をよくしてあげるのが目的です。
そして、沐浴、お風呂の時間を夜にしてみるといいです。

また、**夜寝る時は、少し長めにおっぱいをあげるか、**
ミルクの場合は、20 ccほど量を増やしてみましょう。
そのほか、お部屋の空気を入れ替えたり、
寒くなければベランダに出て、風にあたってみるのも効果的です。
大人でもそうですが、夕方から夜にかけて寝てしまうと

臨月
出産
出産直後
新生児
産後の体調管理

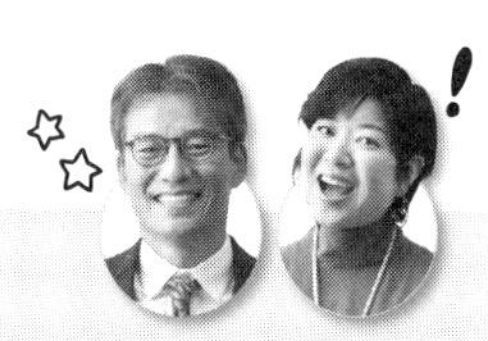

深夜は眠れなくなりますね。
この時間帯は起こしてあげると、
だんだんと昼と夜の区別がつくようになってきます。

なるほど。赤ちゃんに昼と夜をわかってもらうようにするんですね。


そうですね。

赤ちゃんは、大きな音がした後や、抱っこで体が浮いた時など、急に手足がビクッとなって、反射的に両手を広げて抱きつくような動作をすることがあります。

これは、モローー反射といって動物の原始反射の一つで、通常生後4か月くらいには消えるので、それ自体は問題ありませんが、これが原因で、深い睡眠が取れずにぐずってしまう場合もあります。

赤ちゃんが寝ている時は大きな声や物音を出さないようにして、大きな音量で音楽を流すのは避けましょう。

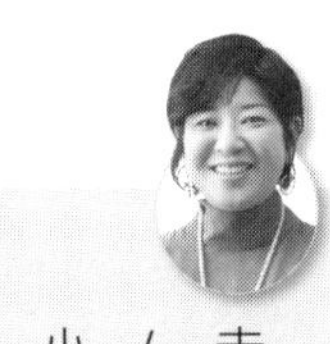

夜泣きは生後6か月から11か月の赤ちゃんに多く、1週間に3日間以上、夜泣きをする赤ちゃんもいます。**1歳を過ぎると夜泣きも減るので、みなさん、がんばってください！**

赤ちゃんを育てているお母さん、お父さん、ムリせずにいろいろ試しながら、がんばってくださいね！小松先生、ありがとうございました。

ありがとうございました。

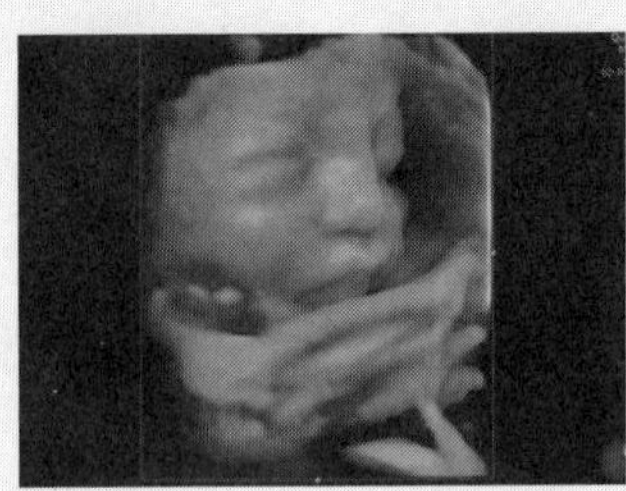

35週目のエコー写真

おむつかぶれ

おむつをちゃんと替えているのに、かぶれてしまう場合は…？

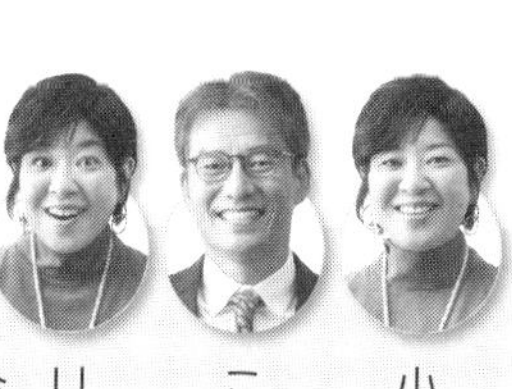

小松先生、こんにちは！

こんにちは！

リスナーさんから、小松先生にたくさん質問が寄せられています。今日は、その中でも質問の多い、赤ちゃんの〝おむつかぶれ〟について教えてくださいますか？

わかりました。
おむつかぶれは医学用語では「おむつ皮膚炎」といい、

おむつが当たっている部分に起こる皮膚の炎症です。
赤ちゃんの肌は薄くて角質層のバリア機能が未熟なので、外部からの刺激に対して影響を受けやすく、
おむつかぶれを起こしやすいのです。
おむつかぶれは、早めに対処することが肝心ですので、
初期症状を見逃さないようにしましょう。
おむつを替える時に、肛門の周りがうっすら赤くなっていたらおむつかぶれのサインです。
かゆみや痛みがあるため、赤ちゃんがお尻に手をやって気にしたり、
お尻を拭くときに痛がったりすることがあります。
赤ちゃんからのSOSサインを見逃さないように、
おむつ替えやお風呂の際に、肌状態を毎日チェックしてあげてください。

わかりました。

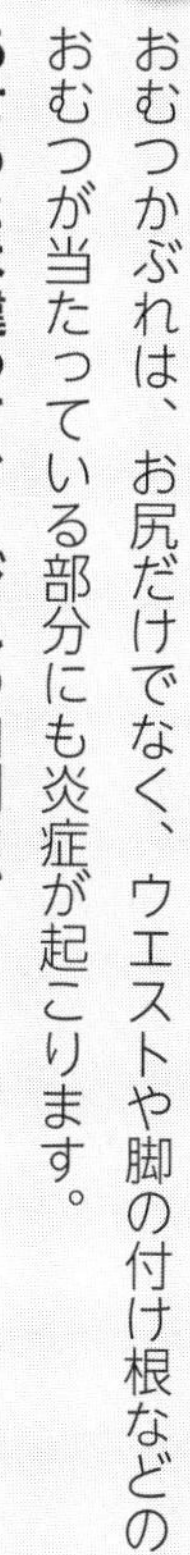

おむつかぶれは、お尻だけでなく、ウエストや脚の付け根などのおむつが当たっている部分にも炎症が起こります。
あせもとは違って、くびれの内側など、おむつが直接当たらない部分はかぶれにくいのが特徴です。
男の子よりも女の子のほうが、おしっこが肌に触れやすいため、かぶれやすい傾向があります。

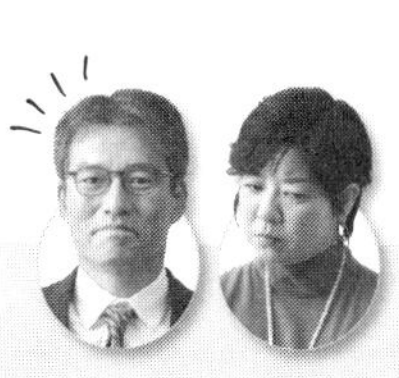

女の子は、より注意が必要なんですね。

そうですね。

おむつかぶれの最大の原因は、おむつを長時間替えないことです。

密閉されたおむつの中でお尻が蒸れて、皮膚がふやけて傷つきやすくなっているところに、うんちやおしっこのアンモニアや酵素が刺激を与えて炎症を起こします。

特に、おむつの中が蒸れやすい夏場は注意が必要です。

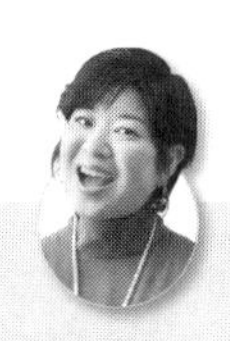

こまめにおむつを替えてあげるのが、
おむつかぶれを防ぐポイントですね。

でも、ちゃんとケアしていても、おむつかぶれを繰り返してしまう
ということもよくあります。
おむつをちゃんと替えているのにかぶれてしまういちばんの原因は
うんちやおしっこの回数が多いことですが、その他には
おむつのサイズが合っていない、
おしり拭きでゴシゴシ強く拭いてしまっている、などが原因かもしれません。
特に敏感肌の赤ちゃんの場合は、
おむつの素材が合っていなくてかぶれる場合もありますので、
おむつのサイズや素材などを見直す必要があるかもしれません。

一般的に〝おむつかぶれを予防する〟という観点で考えると、
布おむつよりも紙おむつのほうがおすすめです。

おしり拭きは、水分をたっぷり含んだ厚手のやわらかいものを選んでください。

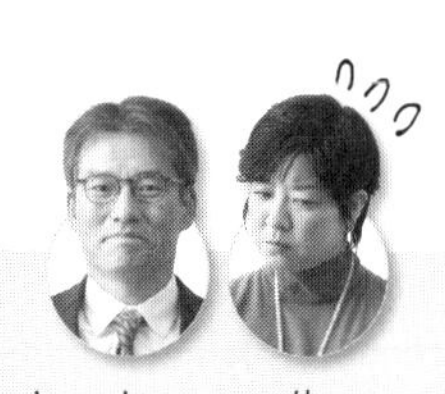

先生、おむつかぶれになってしまった場合はどうしたらいいですか？

お尻がうっすら赤い、小さなブツブツの湿疹が少し出てきた、
という初期段階や軽い症状であれば、適切なホームケアで十分よくなります。
おむつかぶれのケアは「清潔・乾燥・保護」がポイントです。

まず、おむつが濡れたらすぐに取り替える。
そしておむつかぶれを起こしている時は、
おしり拭きは使わず、ぬるま湯のシャワーなどで洗い流します。
そのあと、やわらかいタオルで優しく押すようにして、
水分を吸い取ってあげてください。
風邪を引かないよう注意しつつ、
少しの間おむつを穿かせずにお尻を空気にふれさせて、
うちわなどであおいで、よく乾かす方法も効果的です。

お尻を清潔にした後は、赤ちゃん用のクリームやワセリン、ベビーオイルなどの保湿剤で肌を保護します。

水分の多いローションはかぶれに沁みることもあるので、油分が多い保湿剤がおすすめです。

ただれていたり皮がむけて血がにじんでいたり、おむつかぶれの症状がひどい場合は、ぷくっと赤く腫れてきます。化膿することがありますので、
迷わずかかりつけの病院を受診しましょう。

もちろん、初期段階でも悪化を防ぐために受診をしてもかまいませんよ！

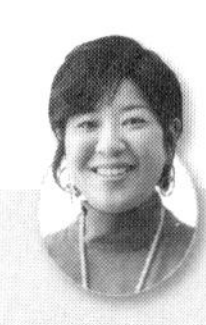

わっかりました～！
小松先生、来週もよろしくお願いします！
楽しみにしています！

MEMO

おしっことうんちの回数が減ってくれれば、必ず治りますので心配しないでください。ただし化膿したときはすぐに治療を受けましょう

ON AIR 37

腸内細菌

母乳は腸内細菌叢を確立し、便通の改善に役立ちます

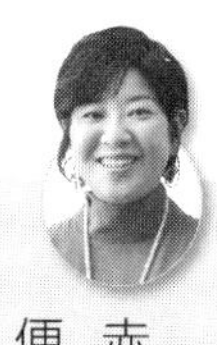

赤ちゃんが下痢をしたり、
便秘になったりすることもありますよね？
母親からすると、どうしても
自分の食べたものが原因なのではないか、
と考えがちなんですが、どうなんでしょう？

母乳で育てていると、
赤ちゃんの排便が、ミルクと比べると回数が多いので、
下痢じゃないかと心配されますが、
ほとんどの場合下痢ではないので、

心配しなくてもいいです。

ごくまれに、血便が出るくらいひどい下痢をする赤ちゃんもいますが、

〝乳糖不耐症〟という、牛乳を飲むとお腹がゴロゴロして、調子が悪くなるという体質の赤ちゃんもいます。

便秘は基本的に1日1回排便すれば、気にしなくていいですが、このことについて、次回お話ししましょう。

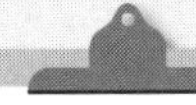

MEMO

母乳栄養のメリット

ヒトの腸管は感染防御の観点で重要視されています。母乳の中にはヒト免疫グロブリンが多く含まれ、赤ちゃんの腸内細菌叢を確立し、感染予防と便通改善に役立っています。とくに未熟児の栄養は母乳が最重要で"もらい乳"も行っていました

臨月
出産
出産直後
新生児
産後の体調管理

Q

あおむけに寝かせているのに、いつの間にか自分でうつぶせになっていたりして窒息が心配です

A

そうですね。やっぱりうつぶせで寝てしまうと、窒息の危険性が常にありますので、かなり注意していただきたいと思います。

赤ちゃんが自分でうつぶせ寝をするようになるのは、大体生後6か月くらいの寝返りがうてるようになった頃からです。

うつぶせ寝をしていて、赤ちゃん自身も息が苦しいと感じたら、自分で体勢を変えられるはずですが、うまくできないとやっぱり呼吸が心配ですね。

ですから、マットや枕は、うつぶせ寝になっても顔が沈まないようなものを選びましょう。アイロン台くらいの硬さがいいといわれています。ふわふわとした素材のシーツなども窒息の原因になることがありますので避けましょう。

また、たとえばフード付きの洋服は、寝ているときに顔を覆ってしまうことがあるので避けてください。

そして、起きている時間はある程度、赤ちゃんから目を離さないことも

大切です。
ただ、うつぶせ寝は大人でも「私はうつぶせ寝が好き」という人もいると思いますが、赤ちゃんにとっても、心地よい姿勢です。実際、うつぶせ寝の場合、仰向けよりもよく眠れる赤ちゃんも多く、起きてからもぐずったりすることが少ないといわれています。

また、赤ちゃんは、胃の筋肉が未発達なため、寝ながら吐いてしまうこともありますが、うつぶせ寝だと、胃の入り口が上向きになり、げっぷも出やすく、しかも胃の中のものが逆流しにくく、吐きにくくなるのです。

とはいえ、寝返りができない頃は、うつぶせ寝は窒息につながりますので、くれぐれも注意してください。

赤ちゃんの便秘

便秘の赤ちゃん、親としては見ていてツラいですよね…

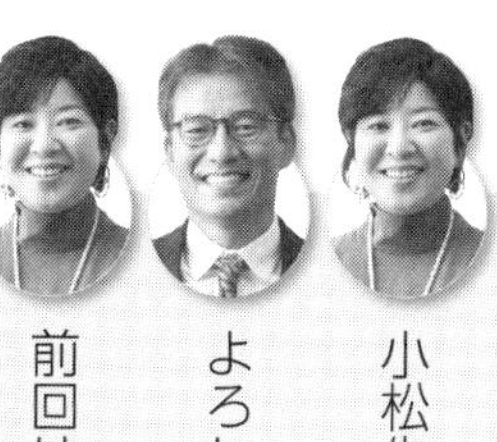

小松先生、今回もお悩みが届いていますので、よろしくお願いします！

よろしくお願いします。

前回は赤ちゃんの下痢と便秘について、母乳のせいではないよと、教えていただきました！

赤ちゃんの便秘は、お母さんはすごく心配ですよね。母乳より、ミルクのほうがうんちの回数は少なくて、それでも、1日1回うんちをするなら、大丈夫なことが多いですよ。

でも「毎回、お顔が真っ赤になるくらい、気張ってうんちします」という場合や、
お腹が張ってあまりお乳を飲まないという時は、
生まれつき、腸の蠕動運動が弱い赤ちゃんもいますし、
お尻の穴が狭い赤ちゃんもいますから、
遠慮なく、医師に相談してください。

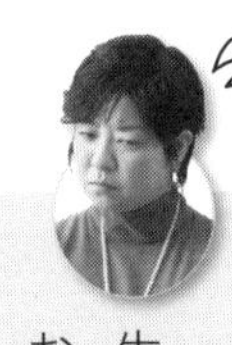

生まれつき、腸の動きが悪い赤ちゃんや
お尻の穴が狭い赤ちゃんもいるんですね！

はい。１か月健診の時はうんちの状態も聞き取り調査をしますし、
聴診器で腸の動きを聞いたりします。

滅多にないのですが、１か月健診の時は正常でも、
その後、腸閉塞になったりすることもありますので、
ひどくお腹が張ってお乳を飲まない、

飲んでも噴水のようにお乳を吐いて、
ぐったりしているような時は、急いで病院にいってください。
また、気張ってうんちをするような赤ちゃんの場合は
お尻の穴がちゃんとしているかどうか、
小指をお尻の穴に入れて、大きさを確かめることもあります。

えーっ！　痛そうです…。

はい、ギャン泣きしますね。だから、あんまりしません。

なるほど！　小松先生、ありがとうございました。

ありがとうございました！

第5章

産後のママ、みんな悩んでいます

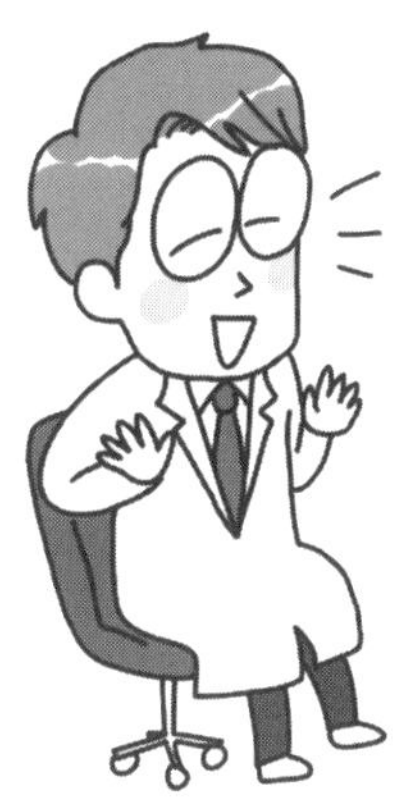

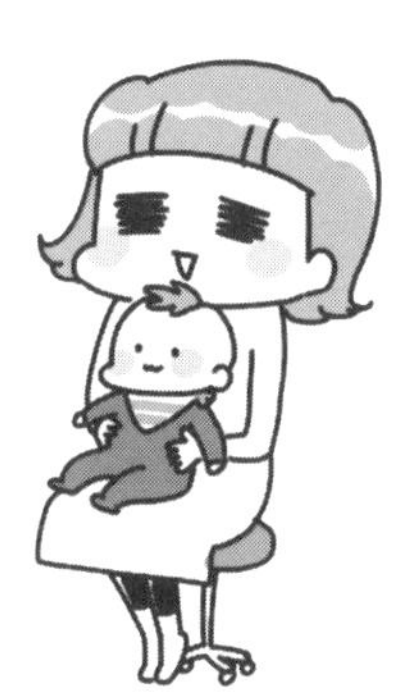

乳腺炎❶

痛いですよね…。ほとんどのママが乳腺炎で悩んでいます

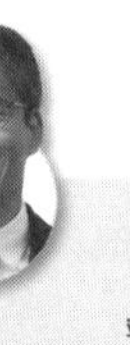

先生、今日は、授乳中のお母さんによくあるお悩みのひとつ、乳腺炎について教えてください。

はい！　まかせてください。
乳腺炎は、乳腺が炎症を起こしていて、乳房の一部あるいは全体が赤く腫れて、痛みや熱感を伴った状態のことをいいます。
片方の乳房に起こることが多いです。

乳腺で生成された母乳は、乳管を通って、乳頭の乳管開口部から分泌されますが、乳管あるいは開口部が詰まって、乳汁がうっ滞して炎症を引き起こし、乳腺炎が生じます。

乳汁のうっ滞は、赤ちゃんが全部哺乳できずに残ってしまったときや授乳間隔があいたとき、急に授乳をやめたときなどに起こります。

また、きつい下着やだっこひもで胸を締め付けることでも起こります。

その状態で乳首にキズがあると、傷口から細菌が入り込んで、うっ滞した母乳の中で細菌が増殖して、化膿性乳腺炎を発症します。

とにかく痛みが強くて、おっぱいが硬く腫れて、高熱が出ます。

授乳中のお母さんの3～4人にひとりが乳腺炎になるといわれていますが、ほとんどの方が乳腺炎を経験していると思います。

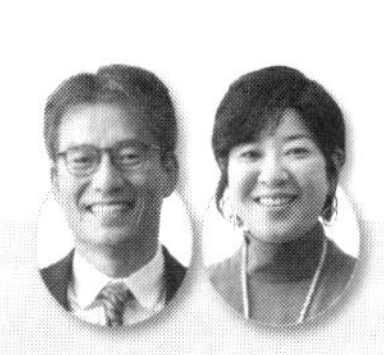

乳腺炎になってしまったとき、自宅でできる対処法はありますか?

症状が軽い場合は、なるべく乳房が張っているほうから授乳して、おっぱいをマッサージして、搾乳することによってよくなります。

おっぱいに赤みがある場合は軽く冷やしてみてください。

乳腺炎❷

そもそも、なんで乳腺炎になってしまうのでしょうか？

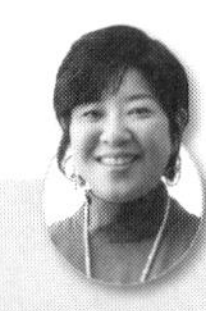

前回、乳腺炎についてお聞きしました。
乳腺炎は、早い段階の治療が大切なので、
たとえば、胸が張ったり、授乳中に痛みを感じたりしたら
早めに産婦人科を受診しましょう、ということでした。
今日もその続きで、乳腺炎についてお聞きしたいんですが、
そもそも、乳腺炎の原因って何なんでしょうか？

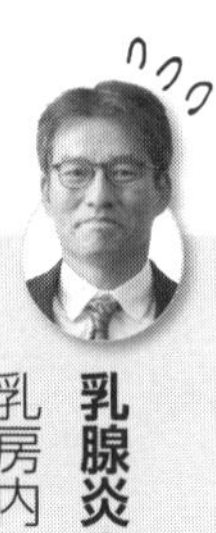

乳腺炎の主な原因は「乳汁（母乳）のうっ滞と細菌感染」です。
乳房内に残った乳汁が炎症を引き起こし乳腺炎となります。
母親側の原因としては、乳汁産生過多（多乳）、

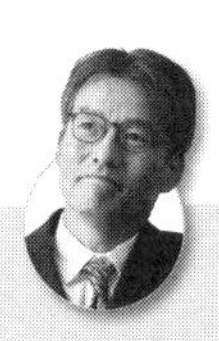

通過障害（陥没乳頭や乳管がまだ細い、初めてのお産の方）、赤ちゃん側として、出生体重が小さくお口の小さい赤ちゃん（哺乳がうまくできない）の場合、乳汁がうっ滞しやすいため、起きやすいです。
また、乳輪がかぶれやすい方や赤ちゃんに歯が生えている方は、乳輪からの細菌感染に注意してください。

また、ストレスや疲労も原因といわれています。
夜中の授乳で寝不足になったり、慣れない子育てで、疲れがたまってしまうのも、乳腺炎を引き起こすきっかけになります。

お母さんは大変ですが、周りの人にも支えてもらいながら、休む時間をしっかり作ってほしいですね。
お母さんの下着の締め付けもよくないという話を聞いたことがあります。

そうですね。乳管や乳管開口部の閉塞、

乳房への過剰圧迫が原因となる場合もありますので、
気をつけたほうがいいと思います。

下着は、身体に合ったサイズのものを選んで、
疲れをためすぎないなど、
すぐに取り入れられることはありそうですね。

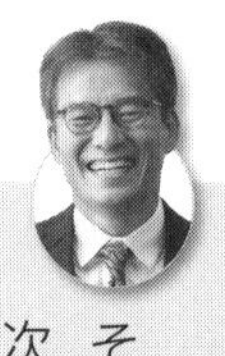

そうですね。
次回は、乳腺炎の予防法についてお話ししたいと思います。

はい、よろしくお願いします！

乳腺炎③

乳腺炎の予防方法があったら教えてください！

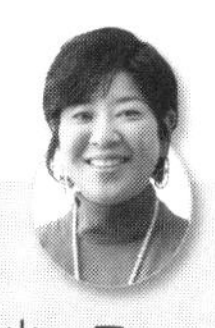

こんにちは、こはまもとこです。
小松先生、今回もよろしくお願いいたします。

よろしくお願いします。

お母さんのおっぱいに母乳が詰まってしまったり、細菌感染したりして起こる乳腺炎ですが、先生、予防法なんてあるんでしょうか？

まず、母乳が詰まらないようにすることが大切です。

入院中に授乳と搾乳の方法について、しっかり教えてもらいましょう。
そして、授乳の時、赤ちゃんが正しく乳首をくわえて
しっかりと飲んでいるかをもう一度確認してみましょう。
また、母乳が残らないように、授乳中に姿勢を変えるといいと思います。
それから、赤ちゃんのお腹が空いて飲めそうな時は
できるだけ頻繁に授乳を行い、授乳の時間を空けすぎないようにしましょう。
赤ちゃんがおっぱいを飲みたくないようであれば、
搾乳するのも一つの方法です。
いろんな搾乳器がありますが、乳頭の形や赤ちゃんのお口によって、
合う、合わないがあります。
乳首が陥没している陥没乳頭は乳房の成長に乳管の成長が追いつかず、
乳首を支える線維組織が生まれつき未発達だったり、
線維が癒着したことが原因の一つといわれています。
早産傾向がなければ、妊娠中に手入れを始めましょう。
また脂質の多い食事にも注意しましょう。

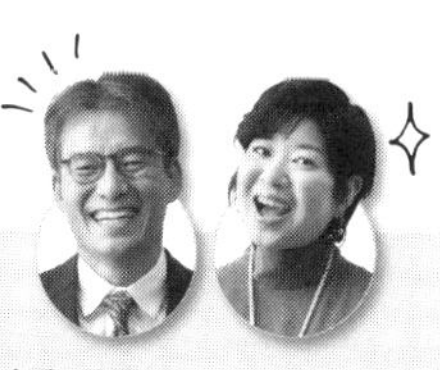

とにかく、詰まった母乳を早く出すようにしましょうということですね。

温かく蒸らしたタオルや温湿布をあてたり、
授乳前に温かいシャワーを浴びるのもいいと思います。

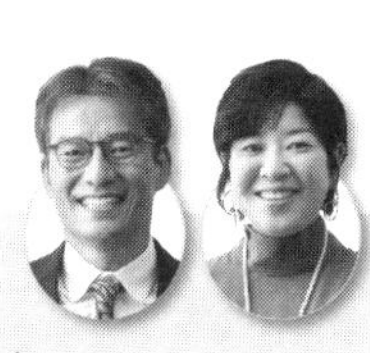

わかりました。先生、それから、マッサージとかもあるんですよね？

はい。母乳の出がよくなるマッサージなどもあります。
ただ、自己流のマッサージは、かえって悪化する可能性もあるので
病院のスタッフに習ってください。
正しい授乳ポジションがよくわからないという方も、
授乳に関する正しい方法などを、お医者さんや、助産師さんが
アドバイスしてくれますから、気軽に聞いてほしいです。
次回は治療についてお話しします。

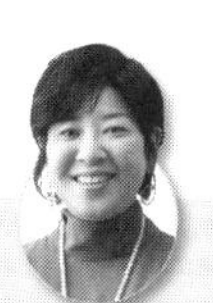

小松先生、ありがとうございました。

乳腺炎④

乳腺炎になったら、病院ではこんな治療をします

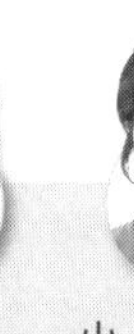

こんにちは！
小松先生、よろしくお願いいたします。

よろしくお願いします。

ここのところ、授乳中のお母さんによくあるお悩みの一つ、乳腺炎について教えていただいています。
先生、病院ではどんな治療をするのですか？

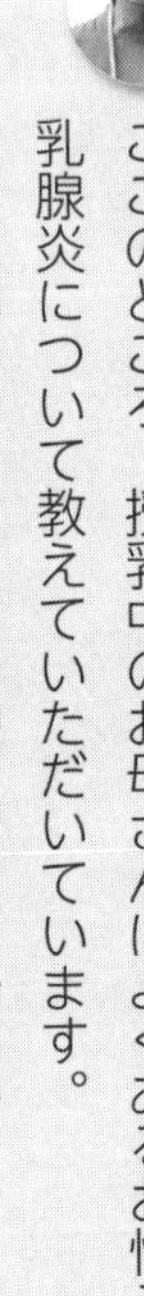

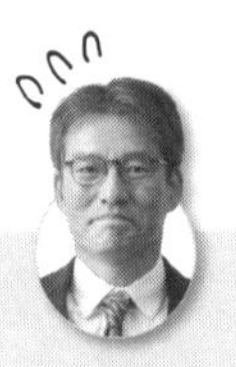

まず、助産師が乳腺の張り具合や乳管開口部を観察します。

軽症であれば乳房マッサージで硬くなった乳腺のコリをほぐして、乳汁の排出を促します。

硬くなった乳汁が乳管開口部に栓をしていれば、これを取り除きます。

高熱の場合は感染している恐れがあるので、採血をして、炎症反応の程度を評価し、抗生剤の点滴、あるいは内服します。

乳汁が緑色に着色し、明らかに感染を疑うようであれば、乳汁内の細菌培養検査も併せて行います。

乳房の発赤が強く、皮膚が薄くなるなど、すでに膿瘍が形成され、マッサージや抗生剤の効果が期待できないようであれば、外科的に切開し、乳腺内部に溜まった膿を排出します。

前記のような方法ではあまり状況が改善しなくて、乳汁産生がとても多い「多乳」が原因の場合は乳汁の分泌を抑えるお薬もありますので、医師にご相談ください。

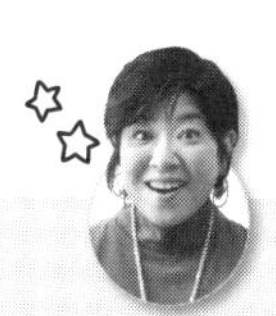

先生、乳腺炎で悩んでいるママたちに、励ましの言葉をください!

我が子に授乳をすることはこの上ない喜びのはずですが、
実際には授乳がうまくできなくて、
悩みを抱えているお母さんをよく見かけます。
経験者であっても、**赤ちゃんにとってみれば初めての哺乳になる**ので、
うまく吸えなくて、乳腺炎になることもあります。
当院では他院でご出産された方の乳腺炎の相談や治療を行っています。
遠慮なく、ご相談ください。

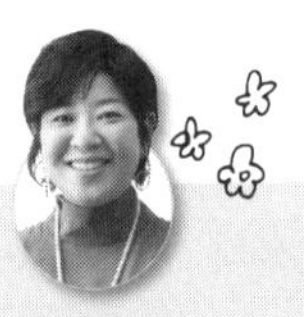

心強いですね。
小松先生、ありがとうございました。

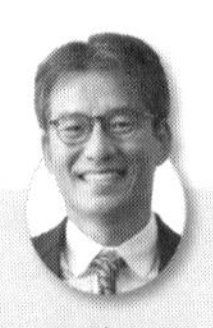

ありがとうございました。

MEMO

痛みや発熱でつらい時は、消炎鎮痛剤アセトアミノフェンや、感冒・肩こりに効く葛根湯が乳腺炎にも有効ですので、お近くのドラッグストアで、購入しても良いです。これらの薬は授乳していても、問題ありません

ON AIR 43

お母さんの食事❶

授乳中食べたほうがいいもの、食べないほうがいいもの

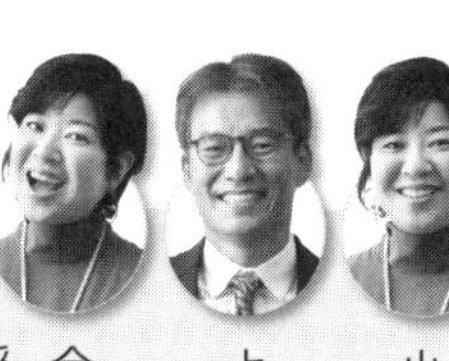

小松先生、今回もどうぞよろしくお願いいたします！

よろしくお願いします。

今日は、お母さんの食事に関する相談がきています。
授乳中のお母さんにとってのよい食事、これは食べたほうがいいとか、逆に食べないほうがいい、というものがあったら教えてくださいということなんですが。

授乳中に特に必要な栄養素は、鉄分、ビタミンC、葉酸です。

鉄分は、豚のレバー、牛ヒレ肉、あさり、かつお、納豆、小松菜、ほうれん草など。

ビタミンCは、キウイフルーツ、オレンジ、柿、ブロッコリー、黄色いパプリカなど。

葉酸は、レバー、枝豆、モロヘイヤ、ほうれん草、ブロッコリー、やきのり、パセリなどに多く含まれていますので、意識して摂るようにするといいとよくいわれていますね。

でも、実際のところは、育児で疲れていて、

「自分の食事のことまでいちいち考えられないわ！」

といったお母さんが多いのではないでしょうか？


たしかに、そうでした。家族のご飯を作るので、精一杯でした。

そうですよね。栄養のことを考えるに越したことはないのですが、バランスよく食べていればとくに気にしなくていいと思います。

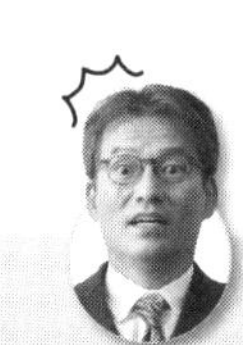

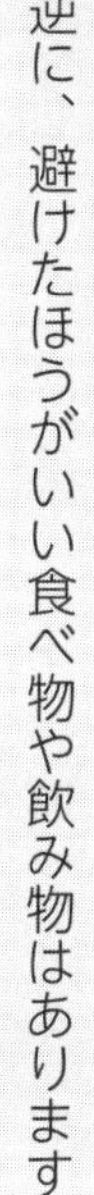

逆に、避けたほうがいい食べ物や飲み物はありますか？

はい。妊娠中と同じですが、**アルコール、カフェイン、インスタント食品は母乳に移行するので、注意しましょう。**

とくにアルコールは、飲酒数分後には母乳に移行し、およそ30分～90分で、最大濃度に達するようです。赤ちゃんの体はまだ、アルコールをうまく分解することができないため、**少量の飲酒でも、脳や体の発達に影響を及ぼす可能性があります。**

影響は大きいですね…。小松先生、今週もありがとうございました！

ありがとうございました。

お母さんの食事❷

食べてもいいおやつを教えてください！

こんにちは、こはまもとこです！
小松先生、今回も、よろしくお願いいたします。

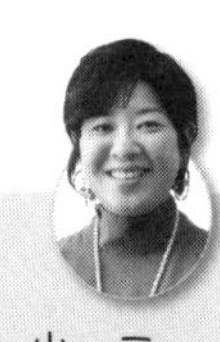
よろしくお願いします。

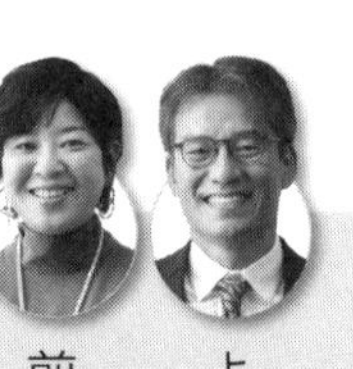
前回は、授乳中は、アルコール、カフェイン、インスタント食品は避け、バランスよく食べましょう、というお話でしたよね。

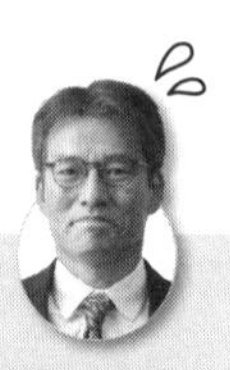
はい。赤ちゃんはアルコールをうまく分解することができないため、**授乳している期間の飲酒は絶対に避けてください。**

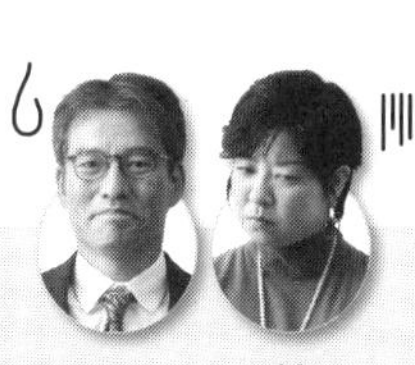

カフェインも、母乳に移行する量はわずか1%といわれていますが、
赤ちゃんの代謝する時間は長いので、蓄積する心配があります。
蓄積するとやっぱり大人と同様に、不眠になるんでしょうか？

はい、赤ちゃんも、興奮して寝つきが悪くなるようです。
そのほか、インスタント食品はとても便利ですが、
塩分や脂肪分を多く含んでいますので、
摂りすぎないようにしてください。

母乳の成分の約87%が水分、
約12%が乳糖・脂肪・オリゴ糖・カゼインなどの固形分です。
授乳で水分が失われますので、
こまめに水分を摂るようにしてください。

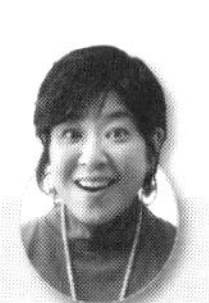

先生、おやつなんかは食べてもいいんですか？

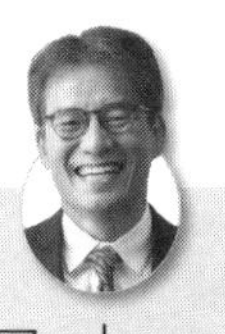

大丈夫です。できれば、スナック菓子やジュースではなく、フルーツやヨーグルト、ナッツ類などがおすすめですが、ナッツ類は脂質が多いので、食べすぎは禁物ですね。

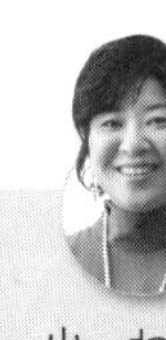

わかりました。小松先生、ありがとうございました。

ありがとうございました。

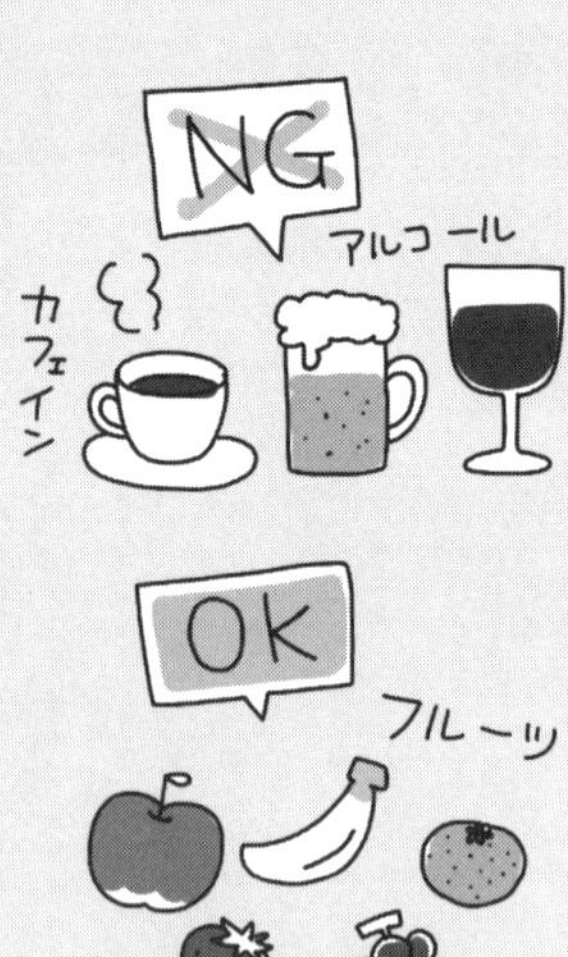

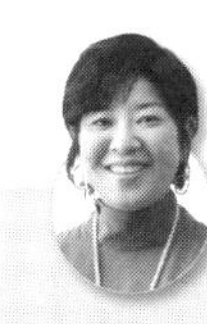

お母さんの食事③

お母さんが食べたものの味が、母乳にも影響するの？

小松先生、今日もよろしくお願いします！
先生、やっぱりお母さんの食生活が母乳の味に、関係するんでしょうか？
たとえば、カレーとか。

それ、私もあまり気にしたことがありませんでした！
インドなど、毎日カレーを食べている国もありますし、香辛料は大丈夫だと思っていましたが、
調べてみると、スパイスなど香辛料が強い料理を食べると、母乳の味や香りが変わって、嫌がる赤ちゃんもいるようです。

そのこと自体は赤ちゃんに害があるわけではありませんが、
赤ちゃんが母乳を飲むのを嫌がる場合は、避けたほうがいいでしょう。
また、**脂質や糖質の過剰摂取をおさえることで、さらさらの母乳が出やすくなるという研究結果も出ています**ので、
脂質や糖質はとりすぎないように注意しましょう。

そうですね。
あとですね、先生。母乳が出なくて悩んでいるお母さんもいると思うんですが、
母乳が増える食べ物はあるんでしょうか?

レンコンやごぼうなどの根菜類はいいとか、逆に悪いとか…。
さまざまな意見があるようですが、
特定の食べ物によって、母乳が増えるということはないみたいです。
母乳の量は、食べ物よりも体質やホルモンの影響が強いといわれています。
バランスのいい食事や、水分補給を心がけることによって、

母乳はスムーズに出やすくなります。
母乳が出ない原因が、赤ちゃんの飲み方や搾乳の仕方が的確でないということもありますし、悩んでいるお母さんは、ぜひ、産婦人科に相談してください。

授乳中に、乳腺が詰まって母乳が出にくいというお悩みも届いています。
乳腺が詰まるということは、やはりこれもお母さんの食生活と関係するんでしょうか？

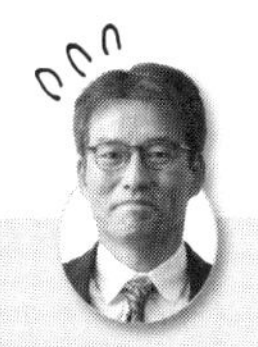

これもよく聞くお悩みですね。
乳製品やチョコレートなど、脂のこってりした食品を食べると乳腺がつまって乳腺炎を起こしやすいと聞きますが母乳が詰まる原因が特定の〝食品〟にあるという研究結果は今のところ、ないようです。

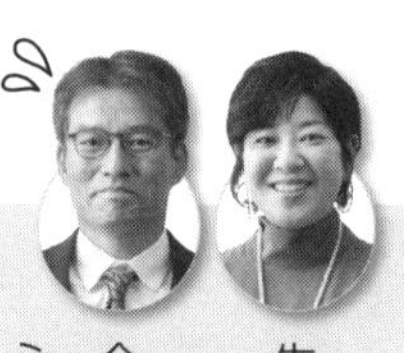

産後の悩み❶

先生、産後もお母さんたちは悩みでいっぱいです！

先生、今日は、どんなお話でしょうか？

今日は、産後のお母さんの身体や心の変化などについてお話ししたいと思います。以前も少しお話ししましたが、出産を終えるとすぐに、3時間ごとの授乳やおむつ交換など、赤ちゃんとの新しい生活が始まります。初めての赤ちゃんはもちろんのこと、二人目以降の赤ちゃんでも、何人育てても、赤ちゃんはみんな違います。

ですから、子育て経験者であっても、
「なんでおっぱいを飲まないんだろう」
「なぜ泣き止まないんだろう」と、
理由がわからなくて、不安になったり、イライラしたり、泣きたくなったりと、
自分でも感情がコントロールできないという経験をした方が多いと思います。
これは、産後の急激なホルモンバランスの変化も原因のひとつです。
一般に、産後、6週間から8週間を産褥期（さんじょくき）といいますが、
この時期は子宮や卵巣が妊娠前の状態に戻るため、また授乳が始まるため、
様々な症状が出やすくなっています。

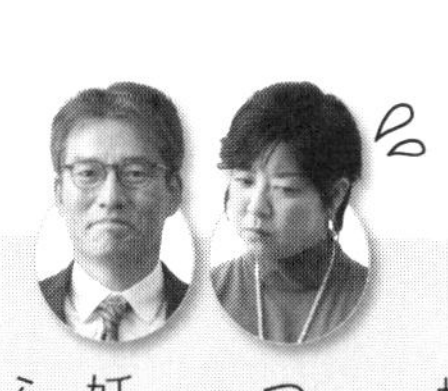

つまり、産後に、女性ホルモンが急激に変化するんですね。

妊娠中に増えていた女性ホルモンのエストロゲンとプロゲステロンの、
ふたつのホルモンが、臨月に入ると、なんと妊娠前の数百倍まで上昇しますが、
出産を契機に大きく減少することが大きいと思います。
わかりやすくいうと、**出産して一時的に閉経したような、**

更年期の状態になると考えたほうがいいかもしれません。
出産によって、生活環境が大きく変わることも原因ですが、このホルモンバランスの乱れが、身体的、精神的な不調の大きな原因のひとつですね。

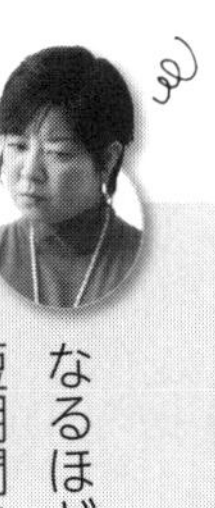

なるほど。
短期間に、ホルモンが急激に増えたり減ったりすることで、体調が悪くなったり、精神的にも落ち込んだりするんですね。

そうですね。
次回また続きをお話ししたいと思います。

産後の悩み❷

出産後に起こる、お母さんの身体の変化について

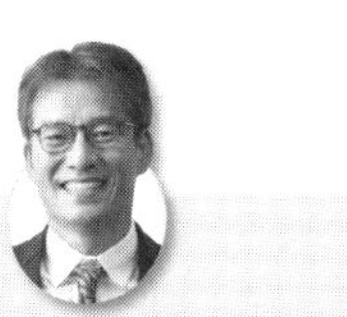

先週から、産後のお母さんの身体や心の変化についてお話しいただいています。女性ホルモン、エストロゲンとプロゲステロンの二つが、妊娠中には妊娠前の数百倍に増加して、逆に出産後は、妊娠前よりもぐっと減るということでした。そして、その急激なホルモンバランスの変化で、体調が悪くなったり、精神的に不安定になったりするということでしたね。

そうなんです。産後は女性ホルモンが急激に減るために、いわゆる「更年期のような症状」が起きるんですね。でも、一気に減少した女性ホルモンは、

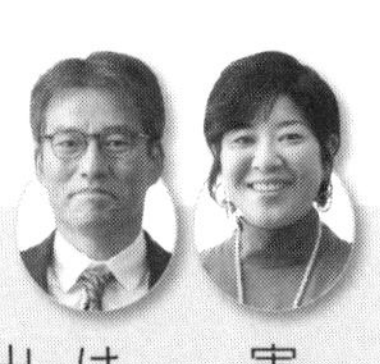

出産後6週間から8週間の、いわゆる産褥期間中に、ゆっくりと妊娠前のレベルまで戻っていきます。

実際にはどんな変化が現れるんでしょうか？

はい。まず、出産直後の母体は体温が高めで、出産後から3日間ぐらいは、だいたい37度から37・5度になります。**個人差はありますが、4日目ぐらいからだんだんと平熱に戻っていきます。**
でも、38度以上の熱がある場合は、明らかに異常な状態ですので、医師に相談してください。
産後の発熱は乳腺炎が原因であることが多いのですが、おっぱいが痛くなくて、のどの痛みや咳も出ていなくて、風邪の可能性もなく、頻尿や排尿痛もなく、原因がはっきりしない時は子宮や子宮周囲への細菌感染が原因の産褥熱の可能性が高いので、早く適切な治療が必要です。

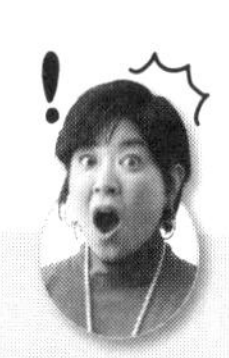

ところで先生、以前、入院中にマタニティブルーになるというお話を聞きましたが、出産後もマタニティブルーになるんですよね？

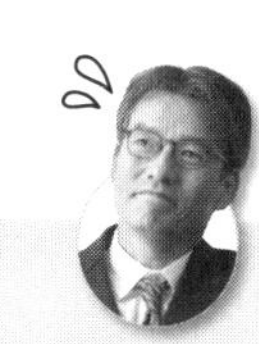

はい。やっと授かった赤ちゃんが可愛くて愛おしくてたまらないんだけど、赤ちゃんのことを考えるとなぜだか涙が出てきて、止まらないといった、出産後の不安定な精神状態をマタニティブルーと呼びます。

出産後、すぐの入院中から発症する方もいれば、退院して家に帰ってから発症する方もいます。

程度の差は大なり小なり違いますが、ほとんどの方がマタニティブルーを経験すると思います。

通常、産後2週間くらいで自然にその症状が無くなりますが、長引いたり、調子が悪いなと感じたら、遠慮なく、ご相談ください。

多くの場合、電話相談や漢方薬などで、よくなっていきますから、心配しすぎないようにしましょう。

産後の悩み❸

子宮下垂、子宮脱…、出産で身体に大きな変化が起きています

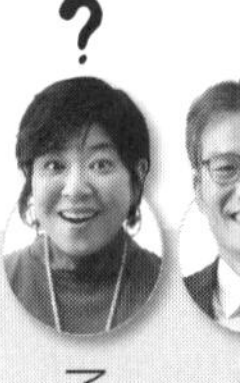

このところ、産後のお母さんの身体や心の変化についてお話しいただいています。
産後は、ホルモンバランスの急激な変化で、更年期障害のような状態になって、身体的にも、精神的にも不安定になったりするということでしたね。
今日も産後のお母さんが、気をつけないといけないことについて教えてください。

はい、今日は子宮下垂についてお話をします。

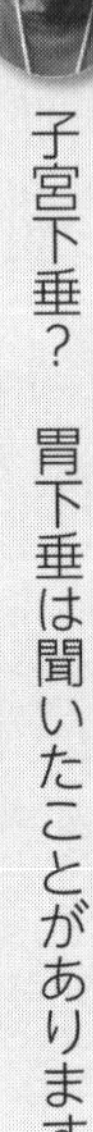

子宮下垂？　胃下垂は聞いたことがありますが…。

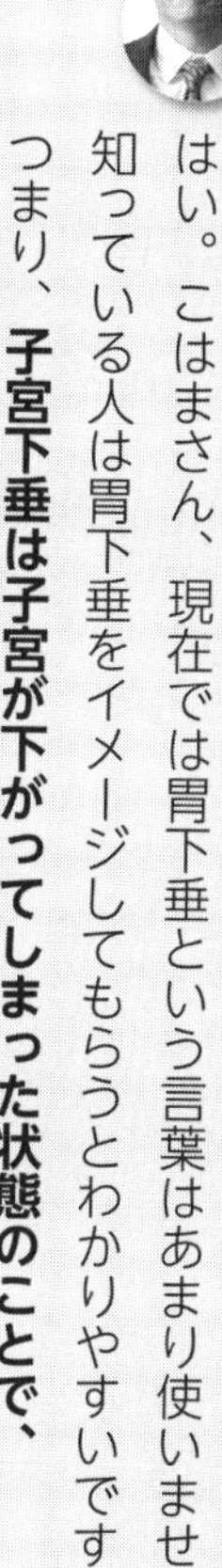

はい。こはまさん、現在では胃下垂という言葉はあまり使いませんが、知っている人は胃下垂をイメージしてもらうとわかりやすいです。

つまり、**子宮下垂は子宮が下がってしまった状態のことで、自覚症状がほとんどありません。**

でも、退院前の診察をしていると、3人目や4人目を産んだ後の経産婦さんでは、よく見られます。

子宮下垂は、ひどくなると将来、**子宮脱**になりやすいので、なるべく子宮下垂がひどくならないように、気をつけましょう。

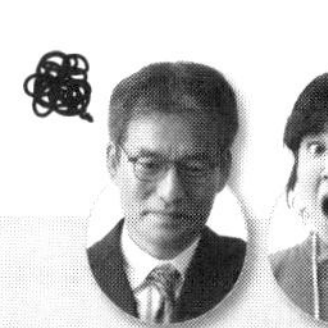

子宮脱、聞いたことがあります。大変なんですよね？

はい、子宮脱はもっとひどい状態で、子宮の一部や子宮そのものが膣から、とび出てしまった状態をいいます。

おまけに**子宮が下がると、子宮の周りの膀胱や直腸も下がってきます。**

これを骨盤臓器脱といって、おしっこが出にくくなったり、便が出にくくなったり、子宮が擦れて出血したりといろいろ大変ですから、気をつけましょう。

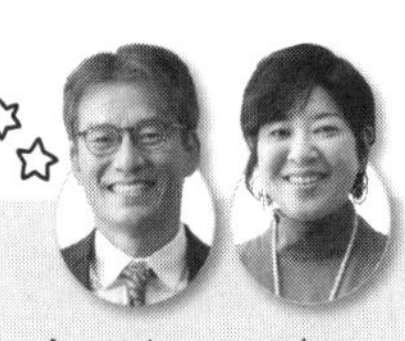

わかりました。どんなことに気をつければいいですか？

はい、出産時に、みなさんお腹に力を入れていきんだと思いますが、今後は、いきむことを避けましょう。
たとえば、便秘のときや、大きな上のお子さんを抱っこするときなど、できるだけいきむことを避けましょう。
なかには、ウェイトトレーニングをしたいという元気なお母さんもいますが、**子宮を支える靭帯が固定する半年間は無理をしないほうがいい**と思います。

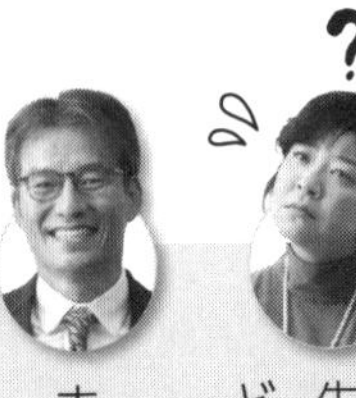

先生、実際に臓器が下がってしまったら、どういった治療を行うんですか？

まず、いきなり子宮脱にはなりませんので、ご安心ください。

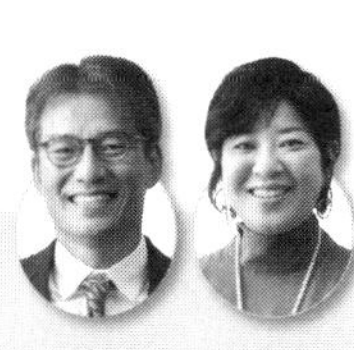

子宮や骨盤内の臓器を支える筋肉を骨盤底筋群といいますが、**出産後は、この骨盤底筋群を鍛えるトレーニングが有効です。**
やり方は、ネットで検索できますし、わからなければ、ドクターや助産師さんに尋ねてみるといいでしょう。

わかりました。小松先生、ありがとうございました。

ありがとうございました。

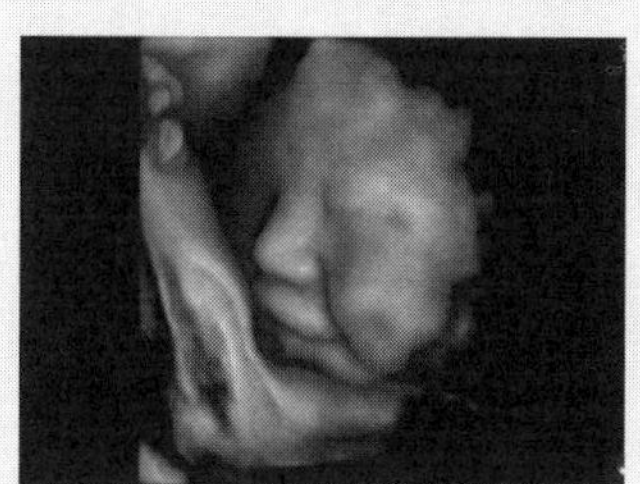

38週目のエコー写真

産後の悩み④

増えてしまった体重を、すぐに元通りにしたいです！

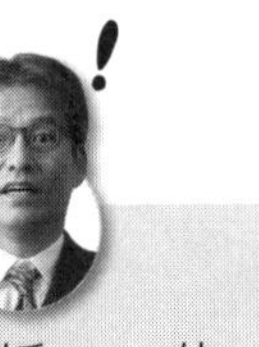

最近は、産後のお母さんの身体や心の変化についてお聞きしています。
ところで先生、よく芸能人の方で、産後すぐに元の体形に戻して、
仕事に復帰される方がいらっしゃいますよね？
たとえばモデルさんなどは、
体形を元に戻すのが大変だと思うんですが。

妊娠中に20キログラム近く増えてしまう方もいますので、
本当に大変だと思います。
そうかと思えば、出産後、あっという間に元の体形に戻す
女優さんやモデルさんを見るとすごいなと思いますが、

MEMO

妊娠１回につき、体重が５キロ増えるといわれています

妊娠初期
母子健康手帳
母子健康手帳
新生児
産後の体調管理

そういった方たちは、本人の努力はもちろんですが、
専属のマネージャーとか、トレーナーさんがいらっしゃって、
それこそお金をかけて戻しているのだと思います。
一般の方はなかなか、そうはいかないと思います。
ですから、**妊娠中は極度に太らないことがやっぱり大事**ですね。

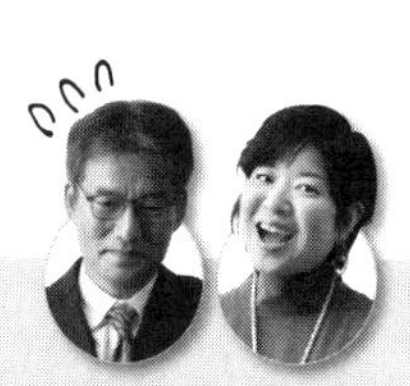

出産後すぐにトレーニングをしても大丈夫ですか？

いえ、**出産後すぐは激しい運動をしてはいけません。**
体形を元に戻したい気持ちもわかりますが、
まずは授乳に必要な栄養素を摂りながら、
でもストレスによる食べすぎには注意して、
育児や家事で疲労する神経や身体の体調管理を優先していただいて、
そして、育児に慣れてきたり仕事に復帰してから、
徐々に、体重や体形を戻していけばいいと思います。
あまり急がないことですね。

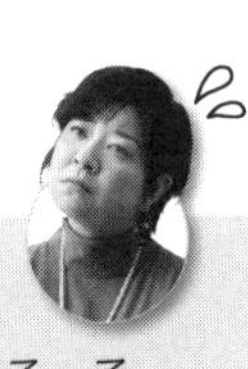

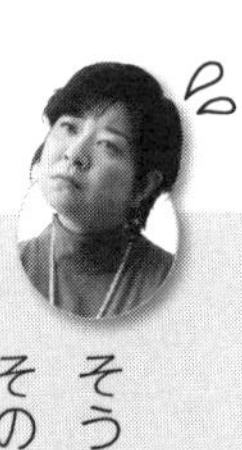

そうですよね。育児も体力勝負ですしね。
そのほか、産後に抜け毛がひどくなると聞きますが、どうなんですか？

はい、薄くなったとか、
髪が以前より細くなったという方もいらっしゃいますね。
これも、女性ホルモンの急激な変化が大きく関係していると考えられます。
女性ホルモンは髪の毛の成長期を伸ばし、脱毛を抑制する作用があります。
妊娠中は女性ホルモンが増えるため、
本来自然に抜けるはずだった髪の多くが、
そのまま抜けずに維持されます。
ですので、逆に、普段よりも髪のボリュームが増えることが多いのです。
しかし出産を機に女性ホルモンの分泌量が一気に減ってしまうため、
増えていた髪の毛が一気に抜け始めてしまい
「抜け毛が増えた」と不安に感じるようです。
出産後脱毛の主な原因はホルモンバランスの影響ですが、

出産後の生活環境の変化によるストレスなども影響します。

抜け毛がおさまるのはどのくらいですか？

個人差はありますが、出産直後ではなく、
産後2～3か月後から抜け毛が始まって、
産後4か月から半年までがピーク時期となることが多いようです。
出産後半年ほどで、ヘアサイクルは平常運転に戻り始め、
抜け毛も徐々に落ち着いていきますので、
あまり悩みすぎないようにしましょう。

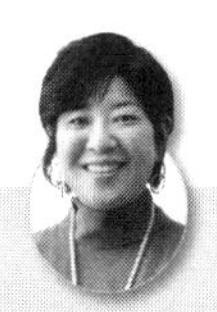

わかりました。小松先生、ありがとうございました。

産後の悩み⑤

産後、生理周期はどうなっていきますか？

先生、今日もリスナーの方のお悩みに答えてください！
今日は産後の生理周期について、
どんな変化があるのかの質問がきています。

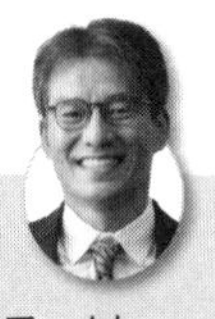

はい、わかりました！
そもそも、**生理が定期的にくるのは、脳、卵巣、子宮間の絶妙なホルモンバランスのおかげ**です。
このバランスは妊娠の始まり、つまり、受精卵が子宮に着床した段階から、胎盤が出来ていく間にも大きく変化します。
胎盤からも、様々なホルモンが作られていて、生理がこない状態が続きます。

そして、出産が終わり、胎盤が体外に出た時に初めて、また元のホルモンバランスに戻ろうという力が働くのです。ホルモンのバランスが元の状態に戻ってくるのは産後1か月半程経った頃ですが、実際に生理が始まるタイミングは、授乳の影響があるため、とても個人差が大きいです。

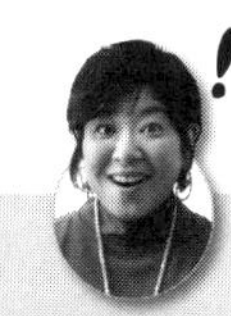

ということは、母乳で育てるか、ミルクで育てるかで大きく違ってくるんですね。

そうですね。授乳中に脳から分泌されるプロラクチンというホルモンは、排卵をさせないように、つまり生理が起こらない方向へと、ホルモンバランスを傾けます。

そのため、**授乳期間が長いほど生理の再開が遅れます。**

MEMO

避妊相談

きちんと授乳していて、生理がきてないときにもまれに排卵して妊娠することがあります。希望しない時は避妊相談しましょう

一般的に、はじめから授乳をしていない場合、
産後4週間～8週間後に生理が始まりますが、
混合母乳、または完全母乳であればもっと遅いですし、
授乳の頻度が高く、授乳期間が長いほど生理の再開は遅れます。
卒乳後はおよそ6週間で生理が再開することが多いようですが、
授乳を続けている場合には、
半年以上再開しないことも少なくありません。
また、生理が再開しても、
しばらくは月経周期が定期的でないため不安になるかもしれませんが、
次第に周期が整っていきますので、心配しなくて大丈夫です。

あまり心配しなくても、大丈夫そうですね。

ただ、産後の不正出血は授乳による
生理周期の乱れであることがほとんどではありますが、

注意すべき生理の乱れもあります。

わかりました！　小松先生、ありがとうございました。

ありがとうございました。

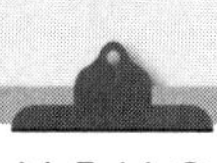

MEMO

以下の場合は、一度産婦人科で診てもらいましょう

＊経血の量が異常に多い（夜用ナプキンを1時間で交換しないといけない、血の塊が混じっているなど）

＊生理が頻回にある（月に2回以上）

＊生理の間が3か月以上空く（ホルモンバランスが乱れている可能性があり、次の妊娠が難しくなる原因にもなります）

＊産後1年以上（授乳を続けている場合）、または卒乳後6週間経過しても月経がない場合

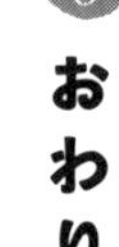

おわりに

やっと第3巻『やさしく解説　産婦人科のおはなし〈出産〉から〈産後ケア〉』編を刊行することができました。「いつもラジオを聴いているが、たまたま聴き逃してしまった」、「体のことが気にはなるけど、婦人科を受診するのは躊躇している」、「婦人科を受診したが、検査や治療がよくわからなかった」という方のお役に立ちたいと思い、2冊を刊行しました。

書籍に対しては特別な思いがあります。大学病院に在職中はいろいろな学会で臨床研究を発表しましたが、その都度、故・小柳孝司九州大学医学部教授から、「学会で発表して終わりではなく、発表内容を学術論文にまとめて、学術雑誌に投稿してとにかく形に残しなさい」と指導していただきました。不肖ながら、研究成果をあまり残せませんでしたが、臨床の現場で経験したこと、学んだことをまとめて、書籍として形に残せたことは小柳先生にも少しは認めていただけるのではないかと勝手に解釈しています。

一方、メディアでアピールすることに対しては大学病院に在職中は否定的な考えを持っていましたが、日々の診療を続けていくなかで、出血や下腹痛、生理不順で悩んでいる女性にとって、気軽に相談できるべき産婦人科への受診が、実際には気乗りしないとか、相談しにくいとか、また、一般の方々も、産婦人科は子宮がん検診やお産以外に、どういうことをしているのか、よく知られていないことがわかり、メディアを通して、産婦人科のことについて、広く正しく情報を伝える必要があると感じていました。

そのような状況のなかで、〝ＦＭ福岡といえば「モーニングジャム」〟というほどの名物長寿番組をご紹介していただいた（株）広研の土山祐子さんに、また番組をサポートしていただいているＦＭ福岡の西友紀さん、池田真紀さん、日髙郁子さん、こはまもとこさんには特別の御礼を申し上げたいと思います。

ラジオ番組は２０１９年６月から放送を開始して、現在、なんと2周目に突入し、今春には２５０回を迎えることができました。最近は「毎週、聴いてますよ」といってくれる方も増えてきました。まだまだラジオ番組は続けていくつもりですので、みなさま、ｏｎ ｔｉｍｅで、あるいはｒａｄｉｋｏでぜひ聴いて、ご意見をください。

モーニングジャムではＢａｂｙ ｉｎ Ｃａｒのステッカーをたくさんプレゼントしていますが、実際に貼ったお車をなぜだか見かけることがありません。わたし的に七不思議のひとつと思っています。天神の街で、ナカジーステッカーを貼ったファミリーカーが増えると嬉しいです。では、またラジオでお会いしましょう(^^)

INDEX

STAFF

イラスト／アベナオミ
写真撮影／岡上啓太郎
装丁・本文デザイン・DTP／黒田志麻
協力／池田真紀、日髙郁子、西 友紀（エフエム福岡）、
土山祐子（広研）

小松 一 <こまつ・はじめ>

高知県生まれ。1995年九州大学医学部卒業。2002年九州大学大学院医学系研究科博士号取得。日本学術振興会、元特別研究員。

福岡市立こども病院新生児科、九州大学病院麻酔科蘇生科研修を経て、九州大学病院周産母子センター母性胎児部門、北九州市立医療センター、九州厚生年金病院（現JCHO九州病院）に勤務。2007年医療法人青葉レディースクリニックを開院し、理事長·院長として現在に至る。丁寧で的確な診療と心地よい病院空間が人気で、県外からも診療に訪れる人も多くいるほど、大人気の先生です。趣味：ウエイトトレーニング、モータースポーツ、ゴルフ、マラソン。

やさしく解説(かいせつ)
産婦人科(さんふじんか)のおはなし
〈出産(しゅっさん)〉から〈産後(さんご)ケア〉編(へん)

2024年3月15日　第1刷

著　者　小松(こまつ)　一(はじめ)

編　集　株式会社 プライム涌光

発　行　青春出版社
プレミアム編集工房
東京都新宿区若松町12番1号　〒162-0056
代表　03(3203)5121
premium@seishun.co.jp

印　刷　三松堂株式会社
製　本　三松堂株式会社

ISBN978-4-413-08520-5 C0047

定価　本体1400円+税